# 루미의 아이톡
(Lumi's Eye Talk)

# 루미의 아이톡(Lumi's Eye Talk)

**초판 1쇄 발행** 2023년 9월 18일

**지은이** 루미(Lumi)
**펴낸이** 장길수
**펴낸곳** 지식과감성#
**출 판등록** 제2012-000081호

**교정** 김지원
**디자인** 서혜인
**편집** 서혜인
**검수** 한장희, 김서아, 정윤솔
**마케팅** 김윤길

**주소** 서울시 금천구 벚꽃로298 대륭포스트타워6차 1212호
**전화** 070-4651-3730~4
**팩스** 070-4325-7006
**이메일** ksbookup@naver.com
**홈페이지** www.knsbookup.com

ISBN 979-11-392-1318-8(03510)
값 16,700원

• 이 책의 판권은 지은이에게 있습니다.
• 이 책 내용의 전부 또는 일부를 재사용하려면 반드시 지은이의 서면 동의를 받아야 합니다.
• 잘못된 책은 구입하신 곳에서 바꾸어 드립니다.

지식과감성#
홈페이지 바로가기

# 루미의 아이톡

| Lumi's Eye Talk |

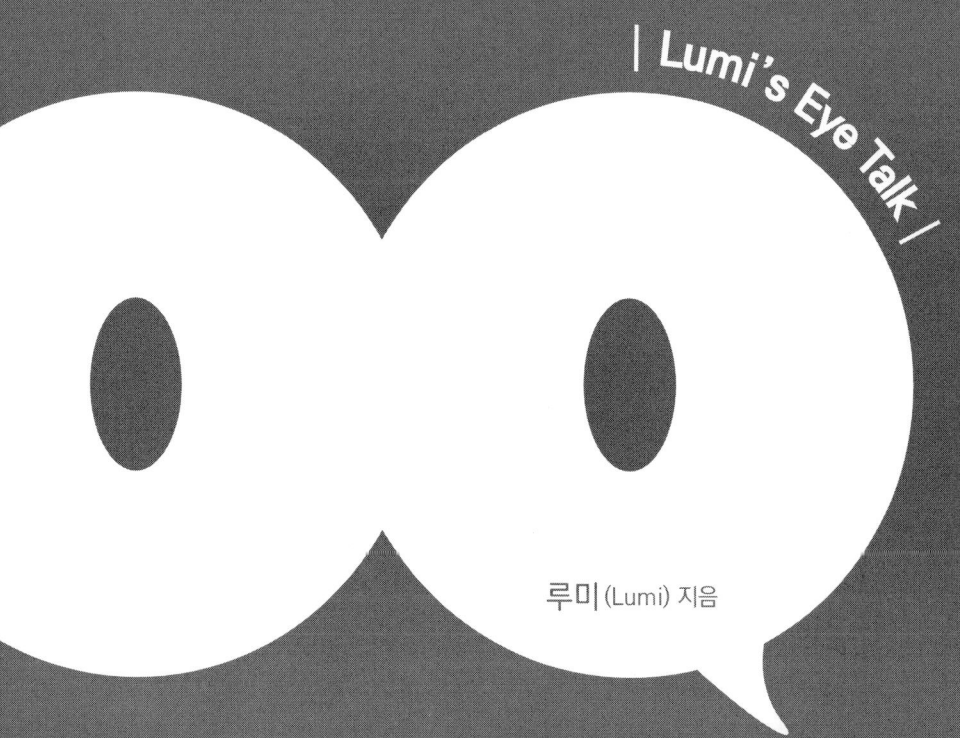

루미(Lumi) 지음

"모든 사람들의 눈이 편안해지기를 바라며"

## ··· PROLOGUE

### 모든 사람들의 눈이 편안해지기를 바라며

아직까지 눈에 대해서는 밝혀지지 않은 부분이 많다. 일반인들이 눈에 대해 정확히 이해하고 상황에 맞는 관리 방법과 치료 방법을 적용한다는 것은 거의 불가능하다. 사실 전문가라고 하는 안과 의사나 안경사도 시력 또는 시기능에 대한 모든 부분을 정확히 이해하기 어렵다. 눈에는 수많은 변수들이 존재하기 때문이다.

최근 시생활 습관 변화는 눈 건강을 위협하는 주요 원인으로 지목받고 있다. 실내 활동 시간이 증가하고, 스마트폰과 같은 멀티미디어 기기로 인해 가까운 곳을 보는 시간이 증가하면서 눈과 관련된 불편한 증상이나 두통을 호소하는 사람들이 늘어나고 있다. 이런 변화는 성장기 아이들에게 더 좋지 않은 영향을 줄 수밖에 없다. 근시 발생률을 높이며, 더 심한 근시를 갖는 원인이 된다. 시력과 관련된 문제를 발견하는 시기는 사람에 따라 차이가 있지만 대부분 유아 소년기와 청소년기일 것이다. 성인이 되었을 때 갖게 되는 시력은 성장기에 결정되기 때문에 꾸준한 관리가 중요하다.

교정이 필요한 원시를 가진 아이들은 약시 치료가 우선 과제이며, 이후 원시감소를 통해 비교적 좋은 시력을 갖기 위해 노력해야 한다. 근시를 가진 아이들은 진행 속도를 늦춰 비교적 낮은 근시를 갖기 위한 노력이 필요하다. 약시 치료와 원시감소 그리고 근시 진행 속도를 늦추기 위해 제안되는 방법은 다양하다. 각각의 방법은 장단점을 갖고 있으며, 현재 상태에 따라 적용할 수 있는 방법이 다르다. 동일한 방법을 사용하더라도 아이들마다 효과는 전혀 다를 수 있기 때문에 정확한 이해가 필요하다. 하지만 이런 정보들에 대해 전문가에게 정확한 설명을 듣기보다는 대부분 인터넷 검색을 통해 정보를 얻게 된다. 부작용이나 단점에 대해 마음속에 있는 이야기까지 자세한 설명을 하는 전문가를 찾기 어려운 것도 이유 중 하나일 것이다. 장점에 대한 설명만으로 또는 주변에서 나타난 효과만 확인하고 기대감을 갖고 시작하지만 결과가 만족스럽지 않은 경우가 많다. 일부에서는 부작용으로 불편을 느끼기도 한다. 현재 상태에 맞지 않는 방법을 적용해 별다른 효과를 보지 못하는 경우도 있다. 일반적으로 논문을 통해 제시되는 효과는 평균적인 데이터를 적용한다. 따라서 무조건 제시되는 효과만큼 결과가 나타난다고 할 수 없다. 논문을 살펴보면 평균 이상의 효과가 나타나는 대상자가 있는 반면, 평균 이하의 효과가 나타나는 대상자도 존재하기 때문이다.

필자가 온라인 커뮤니티에서 시력과 관련된 고민을 갖고 있는 분들과 소통하면서 느낀 것이 있다. 많은 사람들이 정확하지 않은 정보를 사실로 믿고 있으며, 불편한 증상으로 안과나 안경원을 방문했지만 정확하고 자세한 설명을 듣는 경우가 많지 않다는 것이다. 자녀의 시력을 어떻게 관리해야 하는지, 본인에게 나타난 불편한 증상을 해결할 방법은 무엇인지 정확하게 묻고 답변을 받을 수 있는 곳이 많지 않다. 필자가 온라인 커뮤니티를 운영하고 있는 이유도, 이 책을 출판하는 이유도 이런 분들에게 조금이라도 도움을 드리기 위함이다. 눈은 사람마다 다르다. 심지어 한 사람의 좌우 눈도 다른 상태일 수 있다. 따라서 이 책에서는 문제를 해결하기 위한 정확한 방법을 제시하지 않았다. 시력과 시기능에 대한 정보들을 이해한다면 불편한 증상을 해결하거나 시력을 관리하는 데 도움을 받을 수 있는 로드맵이 될 수 있을 것으로 생각된다.

··· 목차

PROLOGUE   4

 | '눈'의 가치는 얼마일까?

- 되돌릴 수 없는 후회를 부르는 무관심   14

 | 눈에 대한 이해

- 눈은 어떻게 이루어져 있을까?   20
- 시력은 어떻게 변하나요?   24

  유아 소년기 (만 0~5세) 24 ㅣ 청소년기 (만 6~19세) 26 ㅣ 성년기 (만 20~39세) 26 ㅣ 장년기 (만 40~59세) 27 ㅣ 노년기 (만 60세 이상) 29

- '시력', 단순한 수치일까?   31
- '시기능'이란?   34

### Chapter 3 | 시력은 왜 나빠질까?

- 굴절이상의 원인은? 39

  원시 39 | 근시 41 | 난시 44

- 부등시, 약시는 왜 생기나요? 46

  부등시 46  약시 48

- 생활 습관이 시력에 영향을 미칠까? 51
- 스마트기기가 정말 눈에 좋지 않나요? 53

### Chapter 4 | 아이들에게는 부모님의 관심이 필요해요

- 이상 신호를 잘 모르는 아이들 58
- 시력이 나빠진 게 맞나요? 62
- 시력은 왜 계속 나빠질까? 65
- 안경을 착용하면 어지러워요 68

### Chapter 5 | 노안을 만드는 스마트폰의 공격

- 노안이란?　74
- 젊은 노안이란?　76
- 시력이 좋을수록 위험하다　80
    노안을 늦게 느끼는 근시, 노안을 빨리 느끼는 원시 81
- 블루라이트의 진실　83
- 올바른 사용 방법은?　86
    사용 시간을 지키자 86 ｜ 거리는 어떻게? 87 ｜ 화면 밝기 88


### Chapter 6 | 시력검사 믿을 수 있나요?

- 정확한 시력검사는 어디서 받아야 하나요?　93
    안과 94 ｜ 안경원 97 ｜ 정확한 시력검사 99
- 1.0이면 정상시력인가요?　102
- 시력 측정 기기(ARK)는 정확한가?　104
- 안경 처방이 왜 다르죠?　107
- 안경은 언제부터 써야 되나요?　112
- 눈에 대한 속설들의 진실　114
    어린 나이에 안경을 착용하는 것은 시력에 좋지 않은 영향을 준다 114 ｜ 안경을 착용하면 시력이 더 빨리 나빠진다 115 ｜ 본인이 착용해야 하는 안경 도수보다 낮게 착용하면 근시 진행을 늦출 수 있다 116 ｜ 평상시에 안경을 벗고 생활하면 근시 진행을 늦출 수 있고, 시력이 더 좋아질 수 있다 116 ｜ 원시가 있는 아이들은 나중에 안경을 벗고 생활할 수 있을 정도로 시력이 좋아질 수 있다 117 ｜ 어릴 때 나타나는 사시는 자라면서 정상이 된다 117 ｜ 안경을 오래 착용하면 눈이 튀어나온다 118

**Chapter 7** | 근시 진행 늦추는 방법은?

- 야외 활동　121
- 안경을 활용하는 방법　122
- 드림렌즈를 아시나요?　125
- 아트로핀　130
- 마이사이트 렌즈　133
- RGP렌즈를 사용하는 방법　134
- 가장 효과적인 방법은?　136

**Chapter 8** | 아이들 원시 좋아질 수 있나요?

- 약시 치료 방법　140
- 원시가 좋아지려면?　142

## Chapter 9 | 시기능이 중요한가요?

- 시기능이란?   146
- 시기능에 문제가 생기면?   149
- 시기능 관련 문제의 원인과 증상   156
- 시기능 관련 문제 해결 방법은?   158

## Chapter 10 | 눈 건강 이렇게 챙기세요

- 올바른 안경 착용 방법   164
- 콘택트렌즈 착용 방법   167
- 눈에 좋은 음식   171

  블랙 푸드 171 | 뿌리채소 172 | 녹색 채소 172 | 기타 음식 172

- 영양제 복용 필요할까?   174

  루테인 174 | 아스타크산틴 175

Chapter 1

'눈'의 가치는 얼마일까?

## … '눈'의 가치는 얼마일까?

• 되돌릴 수 없는 후회를 부르는 무관심

"몸이 천 냥이면 눈이 구백 냥이다"라는 말이 있다. 우리가 살아가며 얻는 정보와 감정에 눈이 얼마나 많은 영향을 미치는지 단적으로 표현하는 말이다. 그런데 우리는 눈의 중요성에 대해 얼마나 인식하고 있는가? 눈을 사용하는 것이 당연하다고 생각하고 눈 건강에 무관심하지는 않았는지 생각해 볼 필요가 있다.

눈에 문제가 발생하면 이전의 상태로 되돌릴 수 있는 질병은 생각보다 많지 않다. 시력과 백내장을 예로 들어 보자. 근시가 발생한 뒤에는 시력이 다시 좋아질 수 없다. 시력교정수술을 받는다고 하더라도 각막 모양을 변형시켜 시력을 교정하는 것이기 때문에 시력이 나빠지기 이전의 상태가 아니다. 수술 후 부작용 발생의 위험도 존재한다. 수술 후 시생활에 불편을 느끼더라도 수술을 받기 전으로 되돌아갈 수 없다. 백내장은 어떠한가? 백내장 수술 후 잘 보인다고 하더라도 젊었을 때의 눈으로 되돌아간 것이 아니다. 혼탁이 발생한 수정체를 제거하고 인공수정체를 삽입하는 것이 백내장 수술이다. 인공수정체는 조절 기능을 할 수 없기 때문에 가까운 곳을 볼 때 불편한 증상이 나타난다. 증상을 완화하기 위해 다초점 인공수정체를 삽입하더라도 젊었을 때의 눈으로 돌아간 느낌을 받을 수 없다. 오히려 다초점 인공수정체의 시력에 불만족해 단초점 인공수정체로 재수술을 하는 사람들도 있다. 눈은 다른 신체 기관에 비해 문제가 발생하면 정상적인 수준까지 회복하지 못하는 경우가 많기 때문에 꾸준한 관심과 관리가 필요하다.

신체 구조도 눈의 중요성을 알고 있다. 안구를 보호하기 위해 최적화된 구조로 되어 있다. 안구를 기준으로 보면 위로는 머리뼈가, 앞으로는 코뼈, 밖으로는 광대뼈가 보호하고 있기 때문에 넘어지더라도 안구가 상처를 입는 경우는 드물다. 안 보이는 곳에서 어떤 물체가 날아오더라도 반사운동에 의해 순간적으로 눈꺼풀이 눈을 덮어 안구를 보호한다. 눈은 카메라와 많이 비교되지만 정밀함과 정교함에서는 카메라가 따라올 수 없다. 카메라의 렌즈에 해당하는 부위는 각막과 수정체이며, 필름에 해당하는 부위는 망막, 조리개에 해당하는 부위는 홍채다. 외부에서 획득하는 정보의 약 80% 정도를 눈을 통해 얻는다. 이렇게 중요한 눈의 활동량은 하루에 어느 정도일까? 독서나 학업을 열심히 했거나 업무량이 과다했다고 해서 '오늘 눈이 수고했네'라고 생각하는 사람은 거의 없을 것이다. 하지만 눈의 활동량은 엄청나다. 가장 활동량이 많은 경우 하루에 약 2만 번 정도 깜빡이며, 약 10만 번 정도 눈 근육을 움직인다. 과도한 활동량으로 인해 눈은 쉽게 피곤해지고, 노화가 쉽게 촉진될 위험이 있다.

'눈은 뇌로 들어가는 입구'라는 말이 있듯이 눈은 뇌에 많은 영향을 준다. 실제로 눈이 뇌에 미치는 영향에 대한 다양한 연구가 진행되었으며, 눈의 기능이 떨어지면 뇌의 기능도 저하된다고 보고되고 있다. 만 65세 이상 625명을 두 그룹으로 나누어 진행한 연구를 예로 들어 보겠다. 한 그룹은 노안과 같은 시력장애를 방치했고, 다른 한 그룹은 적극적인 치료와 시력교정을 했다. 그 결과 방치한 그룹은 치매가 훨씬 일찍 발생했고, 적극적으로 치료한 그룹은 방치한 그룹보다 64% 정도 치매를 예방할 수 있었다. 그뿐만 아니라, 치매 환자의 90% 이상이 노안과 같은 교정되지 않은 시력장애가 있었음을 확인할 수 있었다. 그 이유를 살펴보면 다음과 같다. 물체를 보면서 발생한 자극은 시신경을 통해 뇌로 전달되어 뇌가 활성화된다. 시력이 떨어지면 뇌의 자극도 저하되며, 저하된 뇌의 자극으로 인해 뇌의 혈류가 줄어든다. 그리고 잘 보이지 않기 때문에 자신도 모르게 몸과 마음이 위축되고 활동량이 줄어든다. 이로 인해 뇌의 활동도 감소되기 때문에 치매 위험을 높인다. 다른 연구에서는 건강한 사람을 대상으로 한 실험에서, 눈이 보이지 않는 상황이 되면 뇌가 활성화되지 않는다는 보고도 있다. 즉, 뇌의 활성화와 정상적인 발달에 정확한 시각 정보는 매우 큰 비중을 차지한다.

성인의 뇌 활성화에도 눈이 많은 영향을 미치지만 성장기 아이들에게 얼마나 많은 영향을 미치는지 고민해 볼 필요가 있다. 성장기 아이들은 신체적, 정신적 발달이 이루어지는 시기이다. 눈과 뇌 역시 마찬가지이다. 눈과 관련된 문제가 발생하면 뇌의 발달에 영향을 미치며, 독서나 학습 능력 등에도 많은 영향을 준다. 하지만 우리는 눈을 단순히 보는 것으로만 사용한다고 생각한다. 눈에서 이상 신호를 보내더라도 대수롭지 않게 여기는 경우가 대부분이다. 눈에 문제가 발생했지만 대수롭지 않게 여기는 사람들을 보면 안타까운 마음이 든다. 이런 상황이 아이에게 발생했다면 더 안타까운 마음에 많은 조언을 해 주지만, 생각이 바뀌는 경우는 많지 않다. 건강한 눈과 뇌로 세상을 느끼며, 활기차고 행복한 인생을 누리고 싶다면 아이들은 어려서부터, 성인들은 지금부터라도 시력과 시기능 관리에 신경을 써야 한다.

우리가 기억해야 할 것은 한 가지다. 나이와 성별에 관계없이 신체 기관 중 뇌의 활동과 신체 활동에서 제일 중요한 것은 눈이라는 것이다. 주변을 살펴보면 시력교정이 필요하지만 안경을 착용하기 싫다거나 불편하다는 이유로 시력교정을 하지 않는 사람들을 볼 수 있다. 이런 행동은 단순히 잘 보이지 않는 것 이외에 신체의 모든 것을 위협할 수 있다. 연구에 따르면 안경이 필요한 대상자 중 안경을 착용한 그룹보다 착용하지 않은 그룹에서 골절 등의 상해를 입는 경우가 더 많았으며, 노인의 경우에는 훨씬 더 높은 수치를 나타냈다. 눈은 이렇게 중요한 일을 하고 있지만 안타깝게도 많은 사람들이 무관심하다. 심지어 아이들의 시력이 저하되어도 단순히 아이가 안경을 착용하는 것이 싫어서 방치하는 경우도 많다. 위험성에 대해 전문가가 경고하더라도 계속 거부하기도 한다. 안질환이 있는데도 불구하고 관리하지 않고 방치하는 경우도 많다. 당뇨 망막병증이나 녹내장 등을 갖고 있지만 무절제한 생활을 거듭하다 시력을 잃어버리는 안타까운 경우도 있다. 이런 사람들은 대부분 "시력을 잃기 전에는 볼 수 있다는 것이 얼마나 고마운지 깨닫지 못했다"라고 이야기한다. 사람들은 뇌의 중요성은 잘 알지만, 눈은 뇌보다 소홀히 대하는 경우가 많다. 그 이유는 특별히 신경 쓰지 않아도 잘 보인다고 생각하기 때문이다. 그래서 보이는 것이 당연하다고 생각해, 눈이 보내는 이상 신호를 무시한다. 앞에서 말한 것처럼 눈에 문제가 발생하면 이전의 상태로 되돌리기 어려운 경우가 많다. 그만큼 지속적인 관리가 필요한 눈의 중요성은 아무리 강조해도 지나치지 않다.

# Chapter 2

## 눈에 대한 이해

## ··· 눈에 대한 이해

• 눈은 어떻게 이루어져 있을까?

눈은 어떻게 이루어져 있을까? 보고 싶은 것을 어떻게 볼 수 있을까? 여기서는 눈의 구조에 대해 간단히 알아보고, 각 구조의 특징과 기능에 대해서 설명하도록 하겠다. 눈은 인체에서 가장 정교하게 분화된 장기 중 하나이며, 동그란 모양의 안구와 눈꺼풀, 눈물샘, 안근 등 부속기관으로 구성되어 있다. 가장 중요한 역할인 물체를 보는 기능은 안구가 맡으며, 부속기관은 안구가 정상적인 기능을 발휘할 수 있도록 도와주고, 안구를 외부의 위험으로부터 보호해 주는 역할을 한다. 안구는 각막, 결막, 홍채, 수정체, 모양체근, 유리체, 망막으로 구성되어 있다.

**각막:** 안구 앞쪽에 위치하며, 다섯 개의 층으로 이루어진 구조로 투명한 막 형태다.

**홍채:** 흔히 동공이라고 부르는 부분이며, 어두워지면 커져서 눈에 들어오는 빛의 양을 늘리고, 밝아지면 작아져서 들어오는 빛의 양을 줄이는 역할을 한다.

**수정체:** 안구 내부에 있는 일종의 렌즈로 두께를 변화시켜 초점을 맞추는 역할을 한다. 약한 원시를 가진 사람은 모양체근의 운동으로 수정체를 두껍게 만들어 일부 원시를 보정하기 때문에 불편함이 없다고 느끼는 경우가 많다. 수정체와 모양체근은 거짓근시, 노안에도 영향을 미친다.

**모양체근:** 수정체 주위를 둘러싼 근육으로 수정체 두께를 조절한다. 이 근육이 수축하면 수정체가 두꺼워져 가까운 곳에 초점을 맞춘다.

**망막:** 눈의 안쪽을 덮고 있는 막으로 눈으로 들어온 빛이 상으로 맺히는 필름 역할을 한다. 다양한 신경세포가 있다.

물체를 볼 때 눈으로 들어온 빛이 죄초로 통과하면서 굴절되는 곳이 바로 각막이다. 눈의 제일 앞쪽에 위치한 각막은 산소를 필요로 하며, 통증에 민감하다. 눈을 깜박일 때마다 눈물을 적셔 표면을 매끄럽게 만들고, 건조하지 않게 유지한다.

각막이 감싸고 있는 검은자위를 홍채라고 한다. 동양인과 서양인의 눈동자 색이 다르다. 이것은 홍채에 멜라닌이라는 색소 양에 따른 것으로 멜라닌 색소가 많으면 갈색, 적으면 푸른색을 띠게 된다. 홍채는 눈으로 들어오는 빛의 양을 조절한다. 밝은 곳에서는 동공이 작아지고, 어두운 곳에서는 커진다.

수정체는 두께를 조절해 눈에 들어온 빛이 망막에 초점을 맺을 수 있도록 도움을 주는 투명한 볼록렌즈이다. 두께 조절은 수정체의 양쪽 끝에 위치한 모양체근이라는 근육의 수축과 이완으로 이루어진다. 가까운 곳을 볼 때는 수정체가 두꺼워지고 먼 곳을 볼 때는 얇아진다. 노화가 진행되면 수정체의 부피가 커지고 변색되며, 탄력성이 떨어진다. 수정체와 모양체근의 탄력성이 떨어지면 두께 조절이 어려워지고 노안이 진행된다. 백내장은 수정체에 발생하는 것이고, 백내장 수술을 하면 수정체 대신 인공수정체를 삽입한다. 그러나 인공수정체는 조절, 즉 가까운 곳을 볼 때 두꺼워지고 먼 곳을 볼 때 얇아지는 기능을 하지 못한다. 대안으로 다초점 인공수정체가 있으나, 조절 기능이 가능한 것은 아니다. 동공 크기 변화로 굴절력을 선택적으로 사용해 가까운 곳과 먼 곳을 볼 수 있도록 만들어진 것이다. 다초점 인공수정체 역시 수정체의 역할을 완벽히 대체하지 못한다. 다초점 인공수정체 삽입 후 심한 불편함으로 정상적인 시생활이 어려운 경우도 있기 때문에 다초점 인공수정체 삽입은 신중해야 한다.

유리체는 초자체라고도 부르며, 색이 없고 투명한 젤 성분이다. 수정체와 망막 사이의 공간을 채운다. 날파리증이나 비문증이라고 부르는 질병은 대부분 유리체와 관련된다. 비문증은 검은 점과 같은 것들이 지속적으로 보이거나 보였다가 안 보였다가 하는 증상을 나타낸다. 이때 보이는 점들은 유리체에 발생한 노폐물 등의 이물질인 경우가 대부분이다. 비문증이 망막과 관련된 질환으로 발생한 것이 아니라면 수술을 통해 이물질을 제거하지 않고 경과를 관찰하는 것이 일반적이다.

망막은 눈으로 들어온 빛이 초점을 맺는 곳이다. 그중에서도 중심 시력을 담당하는 부위는 황반이다. 황반에는 빛을 감지해 색을 구별하는 원추세포가 존재한다. 원추세포가 빛의 자극을 받는 비율에 따라 적색, 녹색, 청색의 색상을 배합하여 시신경을 통해 대뇌 시각중추로 보낸다. 대뇌 시각중추는 두 눈으로부터 유입된 시각 정보를 입체적으로 형상화해 사물의 형태와 색깔을 인지할 수 있도록 해 준다. 따라서 황반이 손상되면 시력을 잃을 수 있다.

눈에 들어온 빛은 각막, 수정체, 유리체를 거쳐 망막에 도달해 초점을 맺는다. 이때 초점이 망막에 맺히지 않으면 시력이 좋지 않다고 이야기하며, 근시, 원시, 난시를 갖고 있을 수 있다. 망막에 초점이 정확히 맺히는 상태를 정시라고 한다.

앞에서 설명한 것 외에도 눈은 매우 복잡한 구조를 가지고 있다. 구조적인 이야기가 어렵다고 생각되거나 쉽게 이해되지 않을 수 있다. 하지만 앞서 설명한 기본적인 구조만 이해한다면 이 책에서 설명하는 많은 정보들을 쉽게 이해할 수 있다.

다음으로는 출생 후 성장과정을 거쳐 노화가 진행되는 동안 시력은 어떻게 변화되는지 살펴보도록 하자.

• **시력은 어떻게 변하나요?**

갓 태어난 아이를 둔 부모님이라면 우리 아이가 언제 나의 얼굴을 알아볼 수 있을지 궁금할 것이다. 성장기 자녀들이 또래 아이들과 비교해 시력이 좋은 편인지, 나이에 따라 시력 변화는 어떻게 나타나는지에 대한 질문도 많이 받는다. 특별한 질환을 동반하지 않았다면 모두 원시를 갖고 태어난다. 이후 성장과정을 통해 원시가 점차 줄어들어 정시로 변화된다. 또 성인이 되면 성장기만큼 급격한 시력 변화는 나타나지 않으며, 장년기 또는 노년기에 이르게 되면 원시로 점차 진행되는 변화를 보인다. 유아 소년기, 청소년기, 성년기, 장년기 그리고 노년기로 나누어 시기별로 나타나는 시력 변화에 대해 알아보자.

**- 유아 소년기 (만 0~5세)**

건강하게 태어나기를 기도하던 아이가 별다른 문제 없이 태어난다면 기쁨을 감추지 못할 것이다. 아이가 무엇을 보는지, 또 소리에 어떤 반응을 보이는지 지켜보면서 모든 것이 사랑스럽게만 보일 것이다. 그렇다면 유아 소년기라고 말할 수 있는 신생아부터 만 5세까지의 시력은 어떻게 변화되는지 알아보자.

갓 태어난 아이의 시력은 시신경이나 뇌의 발달이 미숙하여 밝은 불빛에 반응하는 정도이다. 생후 6개월에 0.1, 만 1세에는 0.2 정도였다가 자라면서 점점 시력이 발달하여 만 2~3세가 되면 어른의 약 60~80%에 해당하는 시력을 갖게 된다. 아기가 몸을 잘 가누지 못할 때 다양한 모양이나 색상의 모빌로 관심을 유도하지만 사실 이때 모

빛의 모양이나 색상을 정확히 구분한다고 말하긴 어렵다. 관심 있는 물체를 보고 있다고 말하기보다는 움직이는 형체에 따라 집중하고 있다고 말하는 것이 더 정확한 표현이다.

시력이 정상적으로 발달하기 위해서는 눈에 들어온 빛의 초점이 망막에 위치해야 한다. 하지만 교정이 필요할 정도의 굴절이상, 즉 근시, 원시, 난시를 갖고 있다면 망막에 초점을 맺지 못하기 때문에 유아 소년기에 시력검사를 받는 것이 중요하다. 처음 시력검사를 받아 볼 수 있는 적절한 시기는 만 3~4세이며, 늦어도 만 5세에 검사를 받아 보는 것이 좋다. 만약 만 3~4세에 협조가 되지 않아 정확한 검사를 진행하지 못하더라도 큰 문제가 없는지 확인해 볼 필요가 있다. 가장 주의 깊게 살펴야 할 것은 원시, 난시, 사시, 사위이다. 과도한 원시나 난시를 갖고 있을 경우 약시 또는 사위나 사시를 유발할 수 있다. 사위나 사시가 있다면 눈의 발달에 영향을 받을 수 있다. 원시, 사위, 사시, 약시는 조기 발견과 꾸준한 관리와 치료가 중요하다. 치료 시기를 놓칠 경우 치료에 몇 배 이상의 노력이 필요하거나 성상 수순으로 회복되지 않을 수 있다.

늦어도 만 5세부터는 정기적인 시력검사를 받는 것이 좋으며, 시력을 교정할 필요가 있을 경우 안경을 착용하는 것이 좋다. 글이나 숫자를 모르는 아이들도 시력검사가 가능하므로 글을 모른다고 미룰 일은 아니다.

만 4~5세 시기에 굴절이상을 발견해 안경을 착용하면 근시, 난시로 인한 약시의 진행은 대부분 막을 수 있으며, 원시로 인한 약시도 회복될 확률이 높아진다. 이 시기에 안경을 착용하는 것은 시력 발달을 목적으로 하는 것이기 때문에 항상 착용하는 것이 좋으며, 본인에게 맞는 정확한 안경을 착용하는 것이 중요하다.

### - 청소년기 (만 6~19세)

자녀를 둔 부모님들이 시력에 대해 가장 많은 걱정을 하는 시기는 청소년기이다. 신체 성장이 빠르게 이루어지는 시기로 안구도 빠르게 성장할 수 있다. 앞쪽은 만 6~10세경에 이미 어른과 비슷한 크기로 성장하지만, 안구 전체 크기는 계속 성장할 수 있다. 안구가 과도하게 성장하면 근시가 발생하고 진행한다. 안구 성장 속도가 빠르다는 것은 근시가 빠르게 진행될 수 있다는 것을 의미한다.

근시 발생과 진행에는 유전적 요인과 환경적 요인 모두 영향을 미친다. 어느 것이 더 중요하다고 말할 수 없지만, 유전적 요인을 변화시키는 것은 불가능하므로 환경적 요인을 조절해 근시 진행을 늦추는 데 초점을 맞추어야 한다. 근시에 대한 이야기는 뒷부분에서 자세히 다루도록 하겠다.

청소년기에는 눈이 발달하는 시기이므로 시력교정의 필요성이 있다면 안경을 꼭 착용해야 한다. 안경 착용이 어렵다면 콘택트렌즈를 사용해 교정할 수 있다. 콘택트렌즈를 착용하더라도 본인에게 맞는 안경을 갖고 있어야 하며, 필요에 따라 콘택트렌즈를 제거하고 안경을 착용해야 한다.

### - 성년기 (만 20~39세)

성년기가 되면 대부분의 신체 성장이 멈추듯이 눈의 성장도 대부분 멈춘다. 시력도 안정기에 도달한다. 생리적 영향과 환경적 영향으로 시력에 변화가 나타날 수 있지만 청소년기처럼 급격한 시력 변화는 나타나지 않는다. 성년기가 되면 시력 변화가 전혀 나타나지 않는 것으로 생각하는 사람들이 있지만 그렇지 않다. 성인이 되면 시력 변화가 나타나지 않는다는 것은 잘못된 상식이다.

우리나라에서는 이 시기에 시력교정수술을 받는 사람들이 많다. 하지만 시력교정수술을 받는다고 해서 시력이 좋았던 이전의 상태로 되돌아가는 것이 아니다. 각막 모양을 변형시키거나 렌즈를 삽입해 눈에 들어간 빛이 망막에 초점을 맺을 수 있도록 교정하는 것이다. 과도한 안구 성장으로 인해 갖게 되는 안질환 발생 위험은 낮아지지 않는다. 다시 한번 말하지만, 성년기에도 시력 변화는 나타날 수 있다. 다만 특별한 경우가 아니라면 청소년기처럼 급격한 변화가 나타나지 않을 뿐이다.

### - 장년기 (만 40~59세)

장년기가 되면 눈에 많은 변화가 발생한다. 눈물의 양이 부족하거나 질이 저하되어 안구건조증이 발생하거나 심해질 수 있으며, 원시성 변화, 노안, 백내장 등이 발생한다.

안구건조증이 발생하면 눈이 건조하거나 충혈되는 간단한 증상만 나타날 수 있지만 심할 경우 시력에 영향을 줄 수 있다.

백내장은 시력 저하를 일으키는 주요 원인 중 하나이다. 진행이 빠른 경우 장년기에 수술이 필요할 정도로 진행할 수 있다. 하지만 대부분 장년기에 미세하게 발생하여 서서히 진행해 노년기에 수술이 필요할 정도로 진행된다. 백내장은 노화 현상으로 발생하며, 약물, 당뇨병, 심한 자외선 노출 등이 영향을 미칠 수 있다. 백내장으로 인한 시력 저하는 수술을 받는 것이 최선의 방법이다. 하지만 어차피 받게 될 수술이라고 또는 미세한 백내장을 갖고 있다고 해서 백내장 수술을 받는 것은 매우 위험한 선택이 될 수 있다. 백내장 수술은 혼탁이 발생한 수정체를 제거하고 인공수정체를 삽입하는 것이다. 인공수정체는 수정체의 역할을 완벽히 대체하지 못한다. 다초점 인공수정체 역시 마찬가지이다. 백내장의 진행 정도를 정확히 확인하고 수술 시기를 결정하는 것이 매우 중요하다.

　빠르게 노화가 시작되는 신체 기관 중 하나는 눈이다. 장년기부터 노화 현상이 시작된다. 이로 인해 원시성 변화와 노안이 발생하고 진행된다. 물론 50대 또는 60대에도 가까운 곳이 잘 보이고, 불편함이 없다고 주장하는 사람들도 있다. 하지만 이런 사람들도 정확한 검사 진행하면 노안을 확인할 수 있다. 노안은 40대 이후에 누구나 피할 수 없이 나타나는 증상이다. 노안을 갖고 있지만 증상을 비교적 적게 느끼는 이유에 대해 몇 가지 예를 들어 보면 근시를 갖고 있지만 교정하지 않은 경우, 저교정 근시안경을 착용하고 있는 경우, 본인도 모르게 가까운 곳 보기를 회피하는 경우, 비교적 작은 평균 동공 크기를 유지하는 경우, 비교적 좋은 시기능을 갖고 있는 경우 등이 있다. 노안과 원시는 증상이 비슷해 동일한 것이라고 생각할 수 있지만 원인이 전혀 다르다. 원시는 굴절이상으로 시력과 관련된 문제이다. 노안은 노인성 변화로 조절 기능이 저하되어 나타나는 증상이다. 장년기에는 원시성 변화로 인해 근시를 갖고 있는 사람은 낮은 근시로, 정시는 원시로, 원시를 갖고 있는 사람은 더 높은 원시로 진행될 수 있다.

### - 노년기 (만 60세 이상)

노년기가 되면 불편한 증상들이 더 많이 나타날 수 있다. 대표적으로 건성안, 눈물 흘림, 침침함, 통증, 시야 흐림 등이다. 안구건조증으로 인해 분비되는 눈물의 양은 많아지지만 눈물 배출 통로의 기능이 저하되어 눈물이 흘러내리는 증상이 나타날 수 있다. '눈물이 많이 분비되는데 어떻게 건성안이라고 말할 수 있는가'라고 생각할 수 있다. 이것은 눈이 건조하다고 느껴 많은 양의 눈물이 분비되지만 분비된 눈물이 원활하게 배출되지 못해 흘러내리는 현상이다. 그리고 눈물의 질이 저하되어 각막에 정상적으로 머무르지 못하는 현상도 영향을 미친다. 눈물이 분비되고 배출되는 기관들을 눈물기관이라고 한다. 눈물기관이 막히거나 기능이 저하되었다고 해서 쉽게 치료하기는 힘들다. 원칙적인 치료는 수술인데 이 수술이 쉽지 않다. 눈물기관이 있는 코뼈 등에 손상을 주기 때문에 생각보다 큰 수술이다. 그러다 보니 대부분 경과를 관찰하거나 안약을 점안하여 증상을 완화시키기 위한 노력을 하게 된다. 증상이 정말 심해서 일상생활이 어렵거나 합병증 등이 우려되는 경우 수술이 권유된다.

노년기에는 대부분 백내장이 수술을 받아야 될 정도로 진행된다. 백내장이 일정 이상 진행되면 잘 보이지 않던 가까운 글씨나 물체들이 비교적 선명하게 보일 수 있다. 이것은 백내장으로 인해 먼 곳의 시력이 저하되고 가까운 곳이 잘 보이게 된 것이다. 시력이 좋아졌다거나, 노안이 없어진 것이 아니다. 백내장 수술을 하고 나면 이런 증상은 사라지게 된다. 간혹 '수술 전에는 가까운 곳이 잘 보였는데 수술 후에 가까운 곳이 잘 보이지 않는다'라고 당혹스러워하는 사람들이 있다. 백내장을 갖고 있던 수정체를 제거했기 때문에 백내장으로 인해 가까운 곳이 잘 보이던 현상이 사라진 것이다. 노년기에는 원시성 변화가 조금 더 활발히 진행되어 더 많은 시력 변화가 나타날 수 있다.

- **'시력', 단순한 수치일까?**

 시력은 0.2, 0.4, 1.0처럼 숫자로 표현되는 것으로 대부분 이해하고 있다. 정말 시력이 이렇게 숫자로 표현할 수 있을 정도로 단순할까? 세 명의 사람이 1.0의 시력을 갖고 있다면 세 명 모두 동일한 시력을 갖고 있다고 말할 수 있을까?

 시력이란 말 그대로 사물을 선명하게 볼 수 있는 능력을 말한다. 신체 기능에서 가장 중요한 기능 중 하나는 보는 것이라고 할 수 있다. 사람이 살아가면서 평생 얻게 되는 정보에서부터 정상적인 사회생활에 이르기까지 거의 모든 일에 눈이 관여하기 때문이다.

 흔히 알고 있는 0.2, 0.4, 1.0과 같은 시력은 시력검사표를 통해 시력을 계량화한 것이다. 시력검사표를 일정 거리에 두고 글자나 숫자를 읽을 수 있는 능력을 평가한다. 따라서 1.0의 시력을 갖고 있다는 것은 시력검사표의 1.0과 그 이상의 크기에 해당하는 글자나 숫자를 읽을 수 있는 능력을 갖고 있다는 것이다. 하지만 여기에서 문제가 발생한다. 앞에서 말한 것처럼 세 명의 사람이 1.0의 시력을 갖고 있다고 가정해 보자. 세 명이 동일한 시력을 갖고 있다고 이야기할 수 있을까? 결론부터 말하면 세 명의 시력은 같지 않다. 시력검사가 표준화된 조건에서 시력의 상대적 선명도를 결정하는 데 매우 유용하기는 하지만 주관적 판단이 개입되며, 시력의 질까지 정확히 측정할 수 있는 것은 아니다. 같은 배경에서 비슷한 밝기의 사물을 잘 구별할 수 있는지에 대해 알기 어렵다. 미묘한 색상 차이와 움직이는 사물을 재빠르게 알아챌 수 있는지도 측정할 수 없다. 글자나 숫자를 맞게 읽었더라도 정확하게 보이는 상태인지 또는 보이는 형상 혹은 비슷한 형태를 말하는 것인지 판단하는 데도 어려움이 있을 수 있다.

시력검사는 검사자에 따라서도 많은 차이를 나타낼 수 있다. 1.0에 표시된 숫자를 하나만 읽더라도 1.0의 시력을 갖고 있다고 할 수 있을까? 이 질문에 대한 답은 검사자의 기준에 따라 달라질 수 있다. 보통 5개의 시표 중 3개 이상을 읽을 수 있을 때 해당 시력으로 인정하지만 검사자에 따라 인정 기준이 달라질 수 있다.

한 달 전에 받았던 시력검사에서는 1.0이었지만 오늘 받은 검사에서 0.8 또는 0.9가 측정되었다면 시력이 나빠졌다고 할 수 있을까? 반대로 0.8의 시력을 갖고 있던 사람이 1.0이 측정되었다고 해서 시력이 좋아졌다고 할 수 있을까? 이 두 가지 질문에 대한 답을 얻기 위해서는 비교적 시력이 낮게 또는 높게 측정된 원인을 정확히 확인해야 한다. 실제로 시력이 저하된 것일 수 있지만 컨디션, 검사실의 조명, 시력검사표의 종류 또는 밝기, 검사실의 분위기, 검사자의 기준 등 여러 변수에 의해 측정 결과가 달라질 수 있기 때문이다. 시력검사 결과가 차이 나는 이유는 뒷부분에서 더 자세히 다루도록 하겠다.

그렇다면 정확한 시력은 어떻게 측정할 수 있을까? 사실 시력 측정을 완벽하게 계량화하는 것은 거의 불가능하다. 게다가 '어떤 목적을 위한 정확한 시력인가'에 따라서도 달라질 수 있다. 단순히 이전에 측정했던 시력과 0.1~0.2 정도 차이가 난다고 해서 시력이 나빠졌다고 확신할 수는 없다. 시력은 단순한 수치만으로 표현할 수 없다.

눈의 가장 중요한 기능 중 하나는 '보는 것'이다. 그렇다면 시력이 우리 눈에서 제일 중요할까? 그리고 시력 말고는 별다른 기능이 없는 것일까? 아니다. 눈에는 시기능이라는 여러 기능이 존재한다. 시기능의 항목 중에는 시력도 포함되며 17가지의 시기능이 존재한다. 현재 우리나라에서는 눈의 기능을 단순히 시력만으로 판단하는 경우가 대부분이다. 하지만 이것은 잘못된 것이며, 시력이 좋다는 것은 시기능이 정상이라는 이야기가 아니다. 시기능은 눈을 사용하는 모든 영역에 영향을 미친다. 그렇다면 시기능이 무엇인지 알아보도록 하자.

- **'시기능'이란?**

　시기능은 매우 중요하다. 시력도 시기능 중 하나이다. '시력'이란 물체를 보고 정확하게 인식하는 능력이다. 그렇다면 '시기능'은 무엇일까? 우리는 다음과 같은 이야기를 하는 부모님들을 어렵지 않게 만날 수 있다.

　"아이가 계속 옆으로 보는 것이 편하다고 해요. 시력은 좋은데 습관이 좋지 않은 것 같아요."
　"우리 아이의 시력은 좋습니다. 하지만 집중력이 부족해서 책을 오래 읽지 못해요."
　"남들과 똑같은 학원에 다니고 똑같이 공부하는데, 우리 아이는 이해력이 떨어지고 성적이 뒤떨어지는 편이에요."
　"다른 아이들과 비교해 학습 속도가 느리고, 기억력이 약해요."
　"주의가 산만하고, 한 곳에 잘 집중하지 못합니다."
　"우리 아이는 책만 보면 졸린다고 합니다."
　"아이가 공부 체질은 아닌가 봐요. 공부할 때 전혀 집중하지 못합니다."

　위에 언급된 이야기들은 자녀가 시기능 관련 문제를 갖고 있을 때 부모님들이 할 수 있는 이야기다. 이 외에도 다양한 증상이나 행동들이 관찰될 수 있다. 대부분 '시기능'에 대해 잘 알지 못하기 때문에 '우리 아이는 집중력이 부족한가 보다', '주의가 산만하구나', '다른 아이에 비해 학습 능력이 떨어지는구나'라고만 생각한다. 일부에서는 증상 개선을 위해 집중력을 기르기 위한 노력을 하거나 학습 능력을 기르기 위해 더 많은 양의 공부를 시키기도 한다. 하지만 이런 증상의 직접적 원인이 시기능이라면 이런 노력은 아이만 더욱더 괴롭게 만들 뿐이다. 노력에 비해서 향상되는 속도가 매우 느리거나, 효과가 없을 수 있다.

시기능이란 '시각을 사용해 과제를 수행하는 능력'이다. 쉽게 말하자면 물체를 본 뒤에 파악하고 이해하는 능력이다. 일상생활에서 하는 독서, 학습, 스포츠, 동영상 시청 등 눈으로 하는 모든 행동에는 시기능이 작용한다.

시기능은 17가지로 나눠 볼 수 있다. 안구운동 통제 기술, 원거리 초점 기술, 원거리 초점 유지 기술, 근거리 초점 기술, 근거리 초점 유지 기술, 원거리 안구 정렬 기술, 원거리 안구 정렬 유지 기술, 근거리 안구 정렬 기술, 근거리 안구 정렬 유지 기술, 중심시력, 주변시력, 깊이 인지, 색각 인지, 일반 시각, 미세 시각, 시각 인지 기술, 시각 통합 기술이 해당된다. 17가지 시기능 중 어느 하나라도 정상 수준에 미치지 못하거나 문제를 갖고 있다면 비슷한 시력을 갖고 있더라도 지각 능력과 이해 능력이 떨어질 수 있다. 시기능 관련 문제의 증상은 매우 다양하게 나타난다. 눈의 피로, 두통, 시력 저하, 복시, 독서 시 졸림, 독서 시 집중하기 어려움, 시간이 지날수록 독서 내용의 이해력 저하, 눈 주위가 잡아당겨지는 느낌, 독서 시 글자 움직임, 빛에 예민함, 먼 곳을 보다가 가까운 곳이 일시적으로 잘 안 보이거나 가까운 곳을 보다가 먼 곳을 볼 때 일시적으로 안 보임, 눈물 흘림, 독서나 학습 같은 가까운 것을 보기 싫어하거나 회피함, 독서 시 읽던 곳을 자주 잃어버리거나 줄을 바꿔서 읽는 경우가 많음, 독서 시 단어를 빠뜨리거나 보고 적는 것이 느리거나 어려움, 세로로 배열된 글자나 숫자의 이해나 계산이 어려움, 책이나 컴퓨터 모니터에서 찾고자 하는 곳을 찾기 어려움 등이 있다. 일부에서는 불편한 증상이 유발되는 행동을 본인도 모르게 회피해 불편한 증상이 없다고 판단하기도 한다.

현대인의 삶에 없어서는 안 될 것들이 있다. 바로 멀티미디어 기기들이다. 스마트폰을 시작으로 컴퓨터, 노트북 등 수많은 멀티미디어 기기의 사용에 익숙해져 있다. 아이들이 스마트폰 게임이나 유튜브에 빠지면 시간 가는 줄 모르고 열심히 스마트폰만 보고 있는 경우도 많다. 또 잠자기 전, 걸어 다닐 때, 자동차나 지하철 안에서 그리고 엎드리거나 누워서 등 때와 장소를 가리지 않고 스마트폰에 열중하고 있는 아이들이나 성인들을 많이 볼 수 있다. 이런 생활 습관 변화로 '젊은 노안', '스마트폰 노안'이라는 용어가 생길 정도이다. 시기능 관련 문제는 선천적인 경우도 있지만, 과도한 멀티미디어 기기의 사용과 잘못된 자세로 인해 영향을 받는 경우가 많다. 따라서 아이들뿐 아니라 성인들도 정상적인 시기능을 유지하기 위한 노력이 필요하다. 성인이 되면 비교적 안정되는 시력과 달리 시기능 관련 문제는 언제든지 발생할 수 있다. 시기능에 대한 더 자세한 내용은 뒷부분에서 더 자세히 다루도록 하겠다.

# Chapter 3

## 시력은 왜 나빠질까?

## ··· 시력은 왜 나빠질까?

시력검사를 받은 아이들에게 부모님들이 하는 단골 멘트가 있다.

"이제부터 스마트폰 금지야!"
"선생님 스마트폰 오래 보면 안 되죠?"
"선생님 얘가 하루 종일 스마트폰으로 게임만 하고 있어요."

스마트폰을 보지 않는다고 해서 시력이 나빠지지 않을까? 물론 스마트폰을 보지 않는 행동 하나만으로는 시력이 나빠지는 것을 막을 수 없다. 하지만 일부 도움이 될 수 있다. 시력이 나빠지는 원인을 정확히 알고 있어야 대응하는 데 도움이 된다. 원인은 굴절이상에 따라 다를 수 있으며, 동일한 굴절이상이라도 발생 원인이 사람마다 다를 수 있다. 굴절이상이란 원시, 근시, 난시를 이야기한다.

• 굴절이상의 원인은?

- 원시

　원시는 눈에 들어온 빛이 망막에 초점을 맺지 못하고 망막 뒤쪽에 초점을 맺는 현상이다. 원시는 근시, 난시와 다른 부분이 있다. 일정량 이하의 원시는 조절작용을 통해 보정할 수 있다는 것이다. 하지만 조절작용을 통해 원시를 보정하면 눈과 관련된 근육들이 항상 긴장 상태를 유지해야 되기 때문에 불편한 증상이 유발되기 쉽다. 눈이 쉽게 피곤해짐, 흐림 현상, 초점 안 맞음, 두통, 안구 통증 등이 있다. 아이들의 경우 조절작용을 통해 원시를 보정하더라도 정상적으로 눈이 발달하지 않는 경우가 대부분이기 때문에 주의해야 한다.

　원시로 인해 안경을 착용하고 있는 아이들은 대부분 선천적으로 원시를 갖게 된다. 특별한 경우를 제외하면 출생 시 모두 원시를 갖고 태어난다. 성장과정을 통해 원시가 감소되어 정시로 진행해 만 4~6세가 되면 1.0의 시력을 갖게 된다. 1.0의 시력을 갖게 되는 시기는 차이가 있을 수 있다. 이 과정에서 정시로 진행되는데 어려움을 갖거나 출생 시 과도한 원시를 갖고 있을 경우 시력교정이 필요하다. 이런 아이들은 어린 나이부터 두꺼운 볼록렌즈 안경을 착용한다. 정시인 아이들이 원시가 되는 경우는 안질환과 관련된 부분을 제외하면 흔하지 않다. 장년기 이후에는 노화현상으로 인해 원시성 변화가 나타난다. 정시인 사람이 원시가 되거나 근시인 사람의 근시 도수가 낮아지며, 원시를 가진 사람은 더 심한 원시를 갖게 될 수 있다. 장년기 이후에 발생하는 원시성 변화의 정도와 시기는 차이가 있을 수 있다.

앞에서 말했듯이 출생 시 갖고 있던 원시는 자연스럽게 회복된다. 하지만 과도한 원시를 갖고 있거나 정시로 진행되지 않을 경우 약시 발생 확률이 높다. 안경 착용이 필요한 정도의 원시를 아이가 갖고 있다면 꾸준한 관리가 필요하다. 아이들은 안경을 벗을 정도로 원시가 회복될 가능성이 있기 때문이다. 자연적으로 원시가 낮아져 시력을 회복하면 좋겠지만 자연적인 감소량에 만족하지 못하는 경우가 많다. 원시가 감소될 수 있는 모든 방법을 동원해 꾸준히 노력해야 한다. 성장기에 원시를 관리하는 것은 평생 갖고 있게 될 시력의 질을 결정하는 것이므로 매우 중요하다.

필자의 경험을 한 가지를 이야기해 보겠다. 원시로 인해 안경을 착용하고 있는 만 7세 아이가 필자가 근무했던 안과에 방문했다. 처음 방문했기 때문에 아이에 대해 여러 질문을 했다. 안경은 3년 전부터 착용하였으며, 그 후 6개월마다 빠짐없이 시력검사를 받았다고 한다. 처음 원시를 발견했을 때 약시도 갖고 있었지만 지금은 약시가 치료된 상태이다. 시력검사를 진행해 보니 아이는 고도원시를 갖고 있었다. 다행히 교정시력은 1.0으로 측정되었다. 그런데 문제는 처음 안경 착용을 시작했을 당시의 도수가 3년 동안 유지되었다는 것이다. 부모님과 이야기를 나누어 보니 정기검진을 받기는 했지만 시력 변화를 체크하는 정도로 끝나는 경우가 대부분이었다고 한다. 아이는 현재 착용 중인 안경보다 더 낮은 도수의 안경을 착용했을 때 편안함을 느끼고 시력의 질이 향상되는 것을 확인할 수 있었다. 부모님에게 시력 변화뿐 아니라 아이의 원시 변화에 따라 안경 도수도 변화시킬 필요가 있음을 설명하였다. 이 아이는 원시감소를 위한 꾸준한 노력을 통해 2년 동안 안경 도수를 무려 약 30% 정도 감소시킬 수 있었다. 안경 렌즈 두께가 줄어들어 안경의 무게도 훨씬 가벼워졌다. 볼록 렌즈로 인해 눈동자가 커 보이는 효과도 이전과 비교해 많이 줄어들었다. 원시를 갖고 있는 아이들의 안경 도수를 변화시킬 때는 매우 조심해야 한다. 무리하게 안경 도수를 조정하면 다시 약시가 발생하거나 시력의 질이 급격하게 나빠질 수 있기 때문이다. 안과에서는 안경 처방 외에는 별다른 처치를 하기 어려운 환경이다. 아이의 상태에 따라 다른 여러 방법들을 동시에 활용할 수 있었다면 더 좋은 결과가 있었을 수 있다.

물론 원시를 갖고 있는 아이들의 안경 도수를 무조건 낮출 수 있는 것이 아니다. 오히려 원시 도수를 낮추는 것이 더 좋지 않은 영향을 주는 경우도 있다. 그리고 판단 기준은 전문가에 따라 다를 수 있다. 앞에서 말한 것처럼 원시 도수를 변화시키기 위해서는 여러 상황을 고려하고 매우 신중해야 한다. 아이들의 원시는 보통 유전적 요인과 선천적 영향에 기인하는 경우가 많다. 이 외에 당뇨, 소인구 증후군, 눈 주변부의 암과 혈관 문제 등 의학적 질환이 원인일 수 있는데, 이는 원시 질환자 중 극소수에 해당하는 드문 경우다.

## - 근시

근시는 눈에 들어온 빛이 망막에 초점을 맺지 못하고 망막 앞쪽에 초점을 맺는 현상이다. 근시는 유전적 요인과 환경적 요인 모두 작용한다. 부모님 두 분 모두 근시를 갖고 있을 경우 자녀의 근시 발생 위험이 가장 높으며, 두 분 모두 근시를 갖고 있지 않을 때 근시 발생 위험이 가장 낮다. 하지만 유전적 요인이 절대적인 것은 아니다. 환경적 요인으로는 시생활 습관, 올바른 자세, 주변 환경이 있다. 유전적 요인에 환경적 요인이 가해져서 근시 진행이 가속화되기도 한다. 근시에 대한 환경적 영향을 평가하기 위해 타이완에서 연구를 진행했다. 원숭이에게 텔레비전을 1m 앞에서 하루 12시간씩 보게 한 것이다. 원숭이들은 안구가 커지면서 근시가 발생하고 진행되는 결과를 보였다. 이처럼 환경적 요인도 유전적 요인만큼 매우 중요한 요소이다.

최근에는 책이나 텔레비전 등을 가까이 보는 것만으로는 눈이 나빠지지 않는다는 연구 결과들이 발표되기도 한다. 가까운 곳을 많이 보거나 멀티미디어 기기들을 많이 사용하는 것이 눈에 직접적인 영향을 주는 것인지 아직 명확하게 밝혀지지는 않았다. 하지만 만약 이런 것들이 직접적인 영향을 주지 않는다고 가정하더라도 간접적 영향을 주는 것은 확실하다. 시력이 나빠지는 데 간접적 영향의 영향력이 크다는 것 또한 부인할 수 없는 부분이다. 직접적인 영향을 주지 않는다고 주장하는 전문가들도 간접적인 영향을 주지 않는다거나, 간접적인 영향의 영향력이 작다고 말할 수 없을 것이다.

많은 연구에서 야외 활동이 근시 발생과 진행을 늦추는 데 도움이 되는 것으로 보고되고 있다. 연구에 따르면 야외 활동을 많이 한 아이들은 그렇지 않은 아이들과 비교해 근시의 발생률이 낮고 진행 속도가 느리다는 것을 확인할 수 있다. 최근 생활 습관이 변화되면서 야외 활동보다 실내 활동 시간이 급격히 증가하고 있다. 집에서 스마트기기를 이용하는 시간이 많아지는 것과 같은 시생활 패턴의 변화도 시력에 많은 영향을 준다. 이 외에도 영양적 요인, 외상 등 의학적 질환이 원인일 수 있는데, 이는 근시 질환자 중 극소수에 해당하는 드문 경우이다. 근시는 대부분 성장기에 나타나며, 진행성이다. 근시의 원인을 특정해 하나의 원인 때문에 발생했다거나 진행된다고 단정 지을 수 없다. 근시를 방치할 경우 고도근시 및 초고도근시로 진행될 위험이 있으며, 안질환 발생 위험을 높이는 원인이 된다.

필자의 경험 한 가지를 이야기해 보겠다. 필자가 근무했던 안과에 만 8세의 아이가 시력검사를 받기 위해 방문했다. 이 아이는 근시가 시작되는 단계였고 학교에서 잘 보이지 않는다고 했다. 안경을 맞추고 6개월 뒤에 정기검진을 받기로 했다. 6개월 뒤 아이의 시력은 평균 이상의 속도로 나빠지고 있었다. 다시 안경을 맞추고 3개월 뒤에 정기검진을 받기로 했다. 3개월 뒤에도 아이의 시력은 무서운 속도로 나빠지고 있었다. 아이의 시력이 너무 빠른 속도로 나빠지고 있었기 때문에 필자는 부모님에게 근시 진행 속도를 늦추기 위한 여러 방법에 대해 이야기했다. 하지만 부모님은 필요성을 느끼지 못해 거부하였고, 아이의 시력에 맞게 다시 안경을 맞추기도 했다. 6개월마나 정기검진을 받던 중 아이가 안경 착용을 시작한 지 3년 만에 초고도근시로 진행되었다. 안경 렌즈의 두께도 두꺼웠고, 무거워졌다. 부모님은 그때가 되어서야 후회를 했다. 필자에게 시력이 좋아지는 방법은 없는지 물어보았다. 한 번 나빠진 시력은 좋아질 수 없다. 이 아이는 시력을 관리할 수 있는 결정적인 시기를 놓친 셈이다.

근시가 발생한 뒤에는 꾸준한 관리를 통해 근시 진행을 늦추고, 고도근시로 진행되는 것을 억제해야 한다. 고도근시로 진행되더라도 비교적 낮은 근시를 갖기 위해 노력해야 한다. 성장기에 근시를 관리하는 것은 평생 갖고 있게 될 시력의 질을 결정하는 것이므로 매우 중요하다.

### - 난시

난시는 눈에 들어온 빛이 하나의 초점으로 맺히지 못하고 두 개 이상의 초점으로 맺히는 현상이다. 이때 초점은 망막 앞쪽이나 뒤쪽 또는 망막에 위치할 수 있다. 여러 개의 초점으로 인해 물체가 번져 보이거나 퍼져 보이는 것이 난시의 주요 증상 중 하나이다.

난시는 비교적 유전적 요인과 선천적 영향을 많이 받는다. 각막을 자극하는 질환인 부안검, 첩모난생, 안검하수 등이 발생과 진행에 영향을 미칠 수 있다. 이외에도 눈을 자주 비비는 습관, 잘못된 자세, 시생활 습관 등이 영향을 미칠 수 있다. 생리적으로 일시적인 난시가 발생하기도 한다. 생리적으로 발생한 난시는 짧은 기간 내에 사라질 수 있지만 장기간 유지되거나 일부만 회복되는 경우도 있다. 시력교정 수술, 외상 등으로 인해 불규칙 난시가 발생할 수 있다. 불규칙 난시는 문제가 조금 다르다. 안경이나 콘택트렌즈로 교정이 어려우며, 교정을 하더라도 시력의 질이 떨어진다.

약한 난시를 갖고 있는 경우 방치하거나 무시하는 경우가 많다. 약한 난시라도 시력의 질에 영향을 줄 수 있으며, 시기능 불균형, 습관적으로 인상을 쓰게 됨 등의 증상들을 유발할 수 있다. 그렇다고 해서 난시를 무조건 교정해야 하는 것은 아니다. 정확한 검사를 통해 시력과 시력의 질, 시기능에 미치는 영향을 확인해 교정 필요성을 판단해야 한다.

필자의 경험을 한 가지를 이야기해 보겠다. 만 14세의 아이가 시력검사를 받기 위해 필자가 근무했던 안과에 방문했다. 시력검사 결과 근시와 난시를 갖고 있는 것을 확인할 수 있었다. 그런데 근시는 별다른 문제가 없었지만 초고도난시를 갖고 있는 것이 문제였다. 난시 도수가 너무 높아서 시력을 교정하면 불편한 증상이 심해 안경을 착용하지 못할 정도였다. 지금은 본인이 착용해야 하는 난시 도수의 절반 정도만 교정해 안경을 착용하고 있었다. 그러다 보니 안경을 착용해도 교정시력이 0.6으로 낮았으며, 시력의 질 또한 떨어졌다. 필자는 이 아이에게 RGP 렌즈를 권유해 주었다. 그런데 RGP 렌즈를 몇 번 시도해 보았지만, 난시가 너무 심해서 모두 실패했다고 말했다. 필자가 볼 때는 초고도난시이기는 하지만 RGP 렌즈를 착용할 수 없는 상황은 아니라고 판단되었다. 필자가 RGP 렌즈를 권유한 이유는 근시나 난시 도수가 높더라도 높은 도수에 의해 나타날 수 있는 불편한 증상들이 거의 없고, 난시 교정 효과가 비교적 뛰어나기 때문이다. 아이는 RGP 렌즈 착용을 시작했고, 적응 기간을 마친 뒤 1.0의 교정시력이 측정되었다. 시력의 질 또한 매우 좋아졌으며, 1.0의 시표를 선명하게 볼 수 있었다. 학교에 갈 때나 외출을 할 때 높은 도수의 안경을 착용하지 않아도 되니 미용적으로도 만족스러워했다.

　이처럼 시력이 좋지 않으면 무조건 안경을 착용해야 하는 것은 아니다. 상황에 따라 다른 방법을 사용할 수 있다. 올바른 교정 방법을 찾아 시력의 질을 높이는 것이 매우 중요하다.

## • 부등시, 약시는 왜 생기나요?

### - 부등시

흔히 짝눈이라고 불리는 부등시는 두 눈의 시력 차가 큰 상태를 말하며, 부동시로 불리기도 한다. 오른쪽 눈이 근시이고 왼쪽 눈이 원시인 것처럼 양쪽 눈의 굴절이상 종류가 다르거나 또는 같은 종류의 굴절이상이라도 착용해야 하는 안경의 도수가 2.00D 이상 차이 나면 부등시로 진단한다. 안경 도수의 단위는 0.25D이다. 안경 도수로 8단계가 2.00D에 해당된다.

가장 문제가 되는 경우는 한쪽 눈은 정시 또는 약한 근시나 원시로 정상에 가깝지만, 반대쪽은 원시, 근시, 난시로 인해 부등시가 된 경우다. 한쪽 눈이 잘 보이기 때문에 다른 쪽 눈이 잘 보이지 않더라도 초기에는 큰 불편을 느끼지 못해 방치하는 경우가 많다. 발견 시기가 늦어져 약시로 진행되거나 시기능이상이 동반되기도 한다. 부등시는 시간이 지나면서 악화되기는 쉬워도 자연 치유되는 경우는 거의 없다. 선천적이든 후천적이든 마찬가지다. 따라서 조기 발견과 꾸준한 관리가 중요하다. 선천적 원인으로는 태아발육이상, 후천적으로는 시력 발달 과정의 안구 변화와 환경적 요인이 있다. 질병, 외상 등이 원인으로 작용할 수 있다. 유전적 영향에 의한 부등시도 있다는 이야기가 있지만 정확하게 확인된 바는 없다. 시기능이상이나 불안정한 자세 때문에 옆으로 사물을 보는 것도 부등시를 유발하는 원인이 될 수 있다. 일정 이상의 나이가 되어 한쪽 눈에 백내장이 발생했을 때, 혹은 노화로 인한 수정체의 변화로도 부등시가 유발될 수 있다. 부등시도 조기에 발견해 적절하게 시력교정을 하고, 양쪽 눈의 시력 차이를 최소화하기 위한 노력이 필요하다.

부등시인 경우 그리고 부등시로 진단받을 정도는 아니지만 양쪽 눈에 시력 차이가 있는 경우 무조건 안경을 착용해야 하는 것일까? 아니다. 굴절이상의 종류와 정도, 시생활 습관, 생활환경, 시기능 상태, 나이 등을 고려해 교정 필요성을 판단해야 한다.

간혹 백내장 수술을 통해 인위적으로 부등시를 만드는 경우가 있다. 이렇게 되면 이론적으로 한쪽 눈은 먼 곳을 보고, 다른 한쪽은 가까운 곳을 볼 수 있다. 이런 교정 방법을 '모노비전'이라 한다. 모노비전이 되면 안경 없이 생활이 가능하다고 생각될 수 있다. 하지만 일부 불가피한 상황을 제외하면 옳지 않은 방법이라고 필자는 생각한다. 물론 모노비전 상태라면 먼 곳과 가까운 곳을 볼 수 있다. 하루에 눈을 1시간이나 2시간 정도만 사용한다면 문제가 되지 않을 수 있다. 하지만 우리는 잠자는 시간을 제외하고 모든 생활에서 눈을 사용하고 있다. 모노비전 상태인 사람들이 호소하는 대부분의 증상은 장시간 가까운 곳을 보기 힘들며, 먼 곳을 봐도 잘 보인다는 느낌을 받기 힘들고, 침침함, 답답함 등의 불편한 증상들이 지속적으로 나타난다는 것이다. 우리는 양쪽 눈에 맺힌 두 개의 상을 하나로 합쳐 물체를 인식하는 과정을 거친다. 모노비전 상태에서는 하나의 상은 선명하지만, 하나의 상은 선명하지 않은 상태이다. 선명도 차이로 인해 두 개의 상이 똑같은 것이라고 인식하는 데 어려움을 느끼게 된다. 이런 과정에서 뇌에 혼란이 발생하고 눈과 뇌가 스트레스를 받게 된다. 앞에서 말한 모노비전 상태의 사람들이 호소하는 표현하기 힘든 불편한 증상의 원인 중 하나는 이런 현상 때문에 나타난다. 물론 시력검사를 하면 먼 곳을 보는 눈은 1.0 이상의 시력이 측정될 수 있으며, 가까운 곳을 보는 눈도 안경을 착용해 교정하면 1.0 이상의 시력이 측정될 수 있다. 하지만 우리는 두 눈으로 생활을 하며, 눈을 사용할 때는 수많은 시기능이 상호작용을 하기 때문에 단순한 시력 수치만으로 정상적인 상태라고 판단할 수 없다.

앞에서 모노비전에 대해 불가피한 상황을 제외하면 옳지 않은 방법이라고 말했다. 그렇다면 여기서 말하는 불가피한 상황에는 어떤 것들이 있을까? 노안을 가진 사람 중에서 한쪽 눈이 약시인 경우와 인위적으로 만든 것이 아닌 실제 양쪽 눈의 시력 차이가 큰 경우 그리고 안경이 아닌 콘택트렌즈로만 시력을 교정해야 하는 경우 등이 있을 수 있다. 물론 이런 경우라고 해서 모두 그런 것은 아니다. 현재 상태에 대한 정확한 검사와 분석이 필요하다.

- 약시

약시는 굴절성 약시, 사시성 약시, 부등시성 약시, 시자극 차단 약시 그리고 심인성 약시로 나눌 수 있다. 대부분의 약시는 시자극 저하 및 차단에 의해 발생한다.

굴절성 약시는 근시, 원시, 난시를 방치했을 때 발생할 수 있다. 굴절이상을 방치할 경우 눈과 뇌의 발달에 영향을 받으며, 눈의 기능이 저하되는 현상이 나타난다. 약시는 눈 자체의 문제이기보다 대부분 눈과 관련된 문제의 결과이다.

사시성 약시는 사시로 인해 한쪽 눈이 정상적인 시선 범위를 지속적으로 벗어날 경우 발생할 수 있다. 항상성 사시가 있는 경우 대부분 약시를 동반하며, 사시와 약시를 포괄적으로 고려해 치료할 필요가 있다.

부등시성 약시는 한쪽 눈은 정시 또는 약한 근시, 원시, 난시로 정상에 가깝지만, 반대쪽은 원시, 근시, 난시 등을 갖고 있을 때 발생할 수 있다.

시 자극 차단 약시는 시력 발달에 아주 예민한 시기인 생후 24개월 내에 선천성 백내장 등의 질병으로 인해 시자극 차단이 지속되어 발생한다. 치료가 어려운 경우가 대부분이기 때문에 발견 즉시 치료를 시작해야 한다.

심인성 약시는 굴절이상을 동반하지 않는 경우가 많지만 약한 굴절이상을 동반하기도 한다. 심리적 영향에 의해 약시가 발생한 것이기 때문에 심리적 요인과 시력에 대한 복합적인 치료가 필요하다.

약시는 조기 발견과 치료가 중요하고, 만 10세 이전에 집중적으로 확인하는 것이 좋다. 초기에 발견해 치료하면 비교적 쉽게 호전되지만, 너무 늦게 발견하면 몇 배 이상의 노력을 해야 하거나 치료가 힘든 경우도 있다.

약시 치료에서 가장 기본이 되는 것은 본인의 굴절이상에 맞는 안경을 지속적으로 착용하는 것이다. 한쪽 눈에만 약시가 있는 경우 가림 치료를 시행할 수 있다. 약시를 가진 눈에 시자극을 전달함으로써 시력 발달의 기회를 얻게 된다. 이때 중요한 것은 정확한 검사를 통해 가리는 시간과 기간을 변화시키는 것이다. 가리는 시간이나 기간이 길어질 경우 오히려 시력이 좋은 눈에 약시가 발생하거나 기능이 저하되는 현상이 나타날 위험이 있다. 약시 치료 속도가 너무 느리거나 별다른 효과가 없을 경우 시기능 관리를 통해 약시 치료에 일부 도움을 받을 수 있다. 약시 치료에 소요되는 기간은 아이들에 따라 다르다. 몇 년 이상의 시간이 소요되기도 하며, 일부는 정상 수준까지 회복되지 않는 경우도 있다. 치료 시기가 늦어질수록 치료 기간이 길어지고 효과 또한 반감된다. 원시로 인한 약시는 치료 속도가 느리더라도 어릴 때 최선을 다해 치료해야 한다. 골든타임을 놓치지 않도록 주의할 필요가 있다.

### • 생활 습관이 시력에 영향을 미칠까?

무의식적으로 하는 행동들도 시력에 영향을 줄 수 있을까? 부모님들은 자녀가 올바르지 않은 자세로 독서를 하거나 스마트폰을 보는 행동 같은 잘못된 습관이나 자세를 많이 봤을 것이다. 예를 들어 엎드리거나 누워서 책이나 스마트폰을 보거나, 자기 전 불이 꺼진 상태에서 스마트폰에 집중하는 것 등이 있다. 이런 잘못된 자세와 행동들은 눈에 매우 좋지 않은 영향을 줄 수 있다. 우리가 또는 자녀들이 무의식적으로 취하는 잘못된 행동과 습관에는 어떤 것들이 있을까?

시력 저하를 예방하는 가장 기본적인 단계는 바로 눈의 피로를 줄여 주는 것이다. 누구나 알다시피 텔레비전이나 컴퓨터, 스마트폰 등을 장시간 보는 것은 좋지 않다. 너무 밝거나 어두운 조명은 눈을 피로하게 만든다. 스마트폰이나 컴퓨터와 같은 멀티미디어 기기를 사용하다 보면 일정 범위에 집중하게 된다. 고도의 집중력을 필요로 하는 작업을 하다 보면 자신도 모르게 눈 깜빡임 운동이 현저히 줄어든다. 예를 들어 엑셀 프로그램으로 셀과 셀 사이의 작업을 하다 보면 눈을 깜빡이는 것도 잊고 모니터에 빨려 들어갈 정도로 응시하게 된다. 이런 현상이 지속되면 눈은 건조해지고, 심한 경우 각막이 손상될 수 있어 주의가 필요하다. 특히, 콘택트렌즈를 착용한다면 더욱 신경을 써야 한다. 눈 깜빡임 운동은 보통 1분에 15~20회 정도 나타나지만, 일정 범위에 집중하다 보면 1분에 2~5회 정도까지 줄어든다. 멀티미디어 기기들을 걸어가거나 움직이는 자동차 등에서 보는 것도 좋지 않다. 가까운 곳을 볼 때는 거리에 따라 초점을 맞추는 조절작용이 나타난다. 걸어가거나 움직이는 버스에서는 보려는 물체가 계속 흔들린다. 흔들리는 물체에 초점을 맞추기 위해 계속해서 조절을 시도한다. 반복적인 조절은 시력과 시기능에 좋지 않은 영향을 준다. 지속적인 조절 자극이 안구 성장을 유도해 근시가 빠르게 진행되는 결과를 초래할 수 있다.

가슴을 압박하는 자세, 목뼈가 앞으로 구부러진 자세, 허리가 구부러진 자세, 째려보듯이 옆으로 보는 행동 등도 눈에 좋지 않은 영향을 준다. 잘못된 자세들은 양쪽 눈에 서로 다른 조절 자극을 유도한다. 하지만 양쪽 눈에 서로 다른 양의 조절을 할 수 없다. 한쪽 눈에 과조절이나 저조절 상태가 유발되며, 이런 현상이 반복되면 안구 성장이 자극되고, 시기능 관련 문제를 유발하는 원인이 될 수 있다. 소파에 누워서 텔레비전이나 스마트폰 등을 보는 경우가 많은데 자제해야 할 행동 중 하나이다.

자세와 행동을 올바르게 하는 것만으로도 근시 진행을 늦추는 데 도움이 될 수 있다. 예를 들어 평생 시력이 8단계만큼 나빠질 사람이지만 잘못된 자세와 행동으로 인해 12단계, 14단계 또는 그 이상 나빠질 수 있는 것이다. 올바른 자세와 행동이 신체 건강에도 긍정적인 영향을 줄 수 있지만 눈 건강에도 관련된다는 것을 이해하고 지금부터라도 올바른 자세와 행동을 유지하도록 노력해야 한다.

· 스마트기기가 정말 눈에 좋지 않나요?

　우리는 흔히 텔레비전을 가까이 보거나 많이 보면 시력이 나빠진다고 말한다. 최근에는 텔레비전이 아닌 스마트폰을 오래 보면 눈이 나빠진다고 말하는 사람들이 대부분이다. 그렇다면 정말로 스마트폰을 많이 보면 시력이 나빠질까?
　최근 스마트기기와 멀티미디어 기기의 과도한 사용으로 눈과 관련된 이상 증상을 호소하는 사람들이 급속도로 증가하고 있다. 주변을 살펴보면 어떤 상황에서든 스마트폰을 한시도 눈에서 떼지 않는 사람들이 많다. 사실 필자도 스마트폰을 보는 데 많은 시간을 보낸다. 눈에 좋지 않은 영향을 준다는 것은 알지만 쉽게 고쳐지지 않고, 요즘 시대에 없어서는 안 될 기기가 되었다.
　스마트폰에 빠져 있으면 시야가 좁아지고 자기 관리에 소홀해진다. 도움의 손길이 필요한 사람이 있더라도 무심하게 지나칠 정도로 감각이 마비된다. 그리고 스마트폰에 푹 빠져 중요한 이야기도 한 귀로 듣고 한 귀로 흘려 버리는 상황이 발생할 수 있다. 스마트폰이 일상생활의 한 부분을 차지하면서, 스마트폰에 빠져 다른 사람을 배려하는 여유를 잊고 사는 사람들도 점점 늘고 있다. 평소에는 친절하고 배려를 잘해도 스마트폰에 빠져 있는 동안에는 아무것도 생각하지 못한다. 또한 스마트폰을 보느라 고개를 푹 숙이고 있다가 사고를 당하는 사람도 있다.
　스마트폰과 눈은 밀접한 관련이 있다. 눈을 사용해야 볼 수 있는 스마트폰에 과도하게 집중하고 지나치게 많은 시간을 사용하고 있기 때문이다. 또한 스마트폰을 볼 때 불량한 자세가 눈에 악영향을 미쳐 시력 저하 및 시기능 관련 문제를 유발할 수 있다. 스마트폰의 잘못된 사용으로 인한 문제점을 말하자면 끝이 없다. 대표적인 것을 말하자면 잘못된 자세, 걸어가거나 자동차, 지하철 등을 이용할 때 사용하는 것, 휴식 없이 장시간 사용 등이 있다. 휴식 없이 장시간 사용에 관한 이야기를 한 가지 하고자 한다. 필자가 아이들과 시력검사를 하면서 여러 이야기를 하다 보면 스마트폰에 대한 이야기가 빠질 수 없다. 간혹 이런 이야기를 하는 아이들이 있다. "선생님 저는 스마트폰 조금만 해요. 공부하다가 힘들 때 10~15분씩만 해요." 그러면 필자는 "그래 잘하고 있네. 스마트폰을 많이 하는 것도 문제가 되지만, 너는 10~15분 때문에 눈이 정말 많이 피곤할 수도 있겠다"라고 이야기한다. 사실 이런 경우는 성인들도 마찬가지이다. 그렇다면 10분 정도의 시간도 안 된다는 말인가? 필자가 말하는 것은 그것이 아니다. 30분도 괜찮을 수 있다. 하지만 공부를 하다가 또는 업무를 하다가 바로 스마트폰을 보는 10분이 문제가 되는 것이다. 곰곰이 생각해 보자. 공부하거나 업무를 하는 동안 우리 몸도 일하고 있지만, 어느 신체 기관보다 눈이 열심히 일하고 있다. 하지만 휴식을 위해 스마트폰이나 게임 등을 한다면 우리 눈은 스마트폰이나 게임 화면을 보기 위해 쉬지 못하고 계속 일을 하게 된다. 정서적 휴식은 하고 있지만, 눈은 휴식을 취하지 못하는 상태이다. 오히려 더 혹사당하고 있는 것이다. 대부분 10여 분이 지나면 다시 공부하거나 업무를 할 것이다. 이렇게 되면 눈의 휴식은 없다.

스마트기기를 사용하는 것 자체만으로 시력이 나빠진다고 단정 지을 수 없다. 이 부분은 아직 의견이 분분하고 명확하게 밝혀진 바는 없다. 하지만 스마트기기를 사용하면서 우리도 모르게 하는 잘못된 사용 방법과 자세 등으로 시력과 시기능에 나쁜 영향을 주고 있다. 그래서 필자는 이렇게 이야기한다.

"스마트기기를 사용하는 것 자체가 직접적으로 시력에 영향을 주지는 정확하지 않지만, 간접적인 영향력은 크다. 간접적인 영향력이란 스마트기기를 사용하는 것 자체가 아닌 무리한 사용과 잘못된 자세와 방법 등이 해당된다. 이런 간접적 영향으로 인해 근시가 진행되거나 시기능 관련 문제가 발생할 수 있다."

현대사회에서 멀티미디어 기기들이 차지하는 비중은 크다. 더군다나 요즘 아이들은 공부나 독서 등도 이런 기기들을 이용한다. 필자도 마찬가지로 이런 기기들을 이용하고 있고, 만약 사용하지 못한다고 상상하면 끔찍하다는 생각이 든다. 이젠 필수가 되어 버린 이런 기기들을 사용할 때 눈에 좋지 않은 영향을 받지 않으려면 어떻게 사용해야 할까? 올바른 사용법과 자세를 익히고 눈에 부담을 줄여 주는 방법을 선택할 수밖에 없을 것으로 생각된다. 정서적인 휴식도 중요하지만, 눈의 휴식도 생각해야 한다.

40~50분 정도 가까운 곳을 본 뒤에는 5~10분 정도 눈을 위한 휴식을 취하는 것이 좋다. 먼 곳을 보거나 눈을 감고 있는 것이 도움이 된다. 눈을 감게 되면 시자극이 차단되어 눈과 관련된 근육들의 긴장이 풀어진다. 이렇게 휴식을 취하면 근육에 쌓인 일부 피로를 해소하는 데 도움이 될 수 있다.

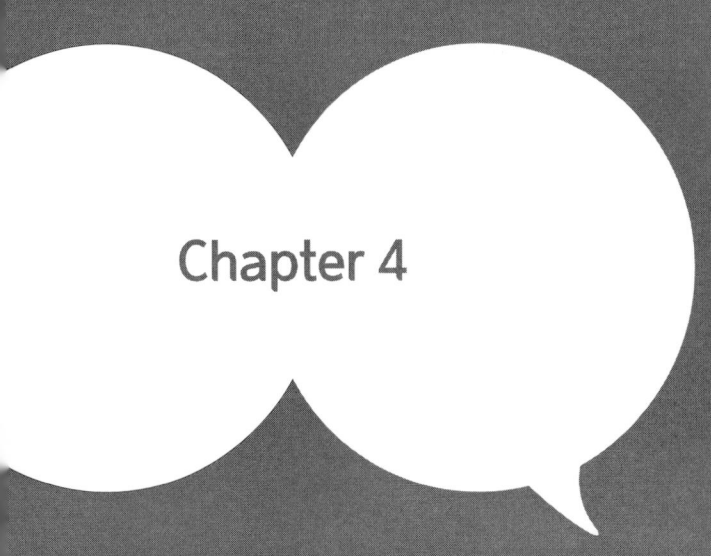

Chapter 4

아이들에게는
부모님의 관심이 필요해요

## ··· 아이들에게는 부모님의 관심이 필요해요

• 이상 신호를 잘 모르는 아이들

시대적 흐름이나 환경에 따라 어쩔 수 없이 사랑하는 자녀에게 스마트폰과 같은 멀티미디어 기기들을 보여 주게 된다. '우리 아이의 시력이 스마트폰으로 인해 나빠지지는 않을까?'라는 걱정을 하기도 한다. 주변 친구들이 대부분 갖고 있거나 즐겨 보는 스마트폰을 우리 자녀만 사 주지 않거나 보여 주지 않을 수도 없는 노릇이다. 상황이 이렇다 보니 부모님들의 마음속에 자녀들의 시력은 항상 걱정되는 부분이다. 특히나 부모님이 안경을 착용 중이라면 '유전적 영향을 받지 않을까'라는 생각도 하게 된다.

그런데 아이들은 시력 저하 증상이 나타나더라도 본인의 시력이 나빠졌다는 것을 느끼지 못하는 경우가 많다. 그 이유 중 하나는 멀리 있는 것을 보는 시간과 환경이 줄어들고 있기 때문이다. 부모님의 과거 기억과 자녀의 시생활 습관을 비교해서 생각해 보자. 과거와 비교해 먼 곳을 보는 시간이 줄어들고 있으며, 심지어 먼 곳이라는 기준도 점점 가까워지고 있다. 예를 들면 학교에서 한 반에 있는 학생 수가 현재는 과거의 절반에도 미치지 못하는 경우가 대부분이다. 뒤쪽 자리에 앉더라도 과거만큼의 먼 거리가 되지 않는다. 심지어 요즘은 학교에서도 칠판보다는 모니터나 대형 스크린 같은 멀티미디어 기기를 이용한 수업이 주를 이룬다. 집에서의 생활에도 많은 변화가 있다. 물론 과거에도 게임기와 텔레비전 그리고 컴퓨터 같은 기기들이 있었다. 하지만 지금과 같이 보편적이지 않았고, 텔레비전에서 지금처럼 아이들이 시청할 수 있는 다양한 프로그램들이 제공되지 않았다. 지금 아이들은 대부분의 정보와 지식을 멀티미디어 기기들을 통해 얻고, 심지어 학습을 할 때도 스마트폰과 멀티미디어 기기를 이용한다. 상황이 이렇다 보니 먼 곳을 보는 시간은 줄어들고, 가까운 곳을 보는 시간이 기하급수적으로 늘어나고 있다. 이런 변화로 인해 아이들의 시력이 나빠지더라도 직접적으로 느낄 수 있는 환경이 제공되지 않는다고 할 수 있다. 그리고 시력에 대한 판단 기준을 갖고 있지 않기 때문에 먼 곳이 잘 보이지 않더라도 '멀리 있어서 안 보이네', '다른 사람도 이렇게 보일 거야', '원래 이렇게 보이는 게 정상일 거야'라고 생각하며, 본인에게 나타난 이상 증상을 쉽게 넘겨 버리거나 표현하지 않는 경우가 대부분이다. 따라서 부모님의 관찰이 매우 중요하다.

다시 한번 말하지만 아이들은 눈의 이상 신호를 빨리 감지하지 못한다. 눈이 잘 보이지 않아도 원래 그렇다고 담담하게 받아들이는 경우가 많다. 따라서 부모님이 아이들의 생활이나 습관 등을 주의 깊게 관찰해 눈에서 보내는 이상 증상을 확인해야 한다. 그렇다면 아이들이 나타낼 수 있는 시력과 관련된 이상 증상들은 어떤 것들이 있을까? 텔레비전을 가까이 앉아서 보는 경우, 책 또는 스마트폰을 눈에 가까이 대고 보는 경우, 눈을 자주 비빌 경우, 눈을 자주 깜빡이는 경우, 째려보듯이 옆으로 보는 경우, 눈을 찡그리고 보는 경우, 한쪽 눈만 감고 보는 경우, 빛에 지나치게 민감한 경우, 두통을 호소하거나 눈물의 양이 지나치게 많은 경우 등이 있다. 책을 읽는 도중 읽던 부분을 자주 놓친다든지 손가락을 짚으면서 책을 읽어야 하는 경우에도 시력 문제일 수 있다. 아이들이 책을 읽을 때 맥락을 놓치지 않기 위해 손가락을 짚으며 읽는 경우가 있다. 하지만 대다수 아이는 읽고 있는 부분을 놓치지 않기 때문에 손가락을 사용하지 않고 책을 읽을 수 있다. 이것이 어렵다면 시력 또는 시기능 관련 문제를 의심해 볼 수 있다. 시기능 관련 문제가 있을 경우 위의 증상을 포함한 더 다양한 증상들이 나타날 수 있다. 시력이나 시기능이 좋지 않다고 해서 모든 아이들이 유사한 증상을 나타내는 것은 아니다. 아이가 평소 하지 않던 행동을 하거나 이상 행동을 보인다면 시력이나 시기능 관련 문제를 가장 먼저 의심해 보아야 한다.

필자가 생각하는 최선의 방법은 증상이 나타나지 않더라도 정기검진을 받는 것이다. 정기검진 시기가 아니더라도 이상 증상이 포착되면 검진을 받아 볼 필요가 있다. 정기검진은 시력검사의 경우 성장기 아이들은 6개월, 성인은 1년마다, 시기능 검사는 성장기 아이들은 1년, 성인은 2년마다 받는 것이 좋다.

정리하자면 아이들은 눈의 이상 신호에 둔감하고, 이상 신호를 느끼게 되더라도 이것이 이상 신호인지 잘 알지 못하고 넘어가는 경우가 대부분이다. 따라서 첫째로 시력과 시기능의 정기검진이, 둘째로 부모님의 관심과 관찰이, 셋째로 이상 증상이 나타나면 바로 검진을 받는 것이 중요하다.

· **시력이 나빠진 게 맞나요?**

시력 저하가 의심되어 아이와 함께 처음으로 시력검사를 받으러 방문하는 부모님들이 많이 하는 이야기가 있다.

"저희 애가 시력이 나빠진 것 같아요."
"학교 시력검사에서 시력이 좋지 않게 나왔어요."
"시력이 좋지 않게 나왔는데 검사가 잘못된 것 같아요."

실제로 시력검사가 잘못된 경우도 있지만, 시력이 나빠지기 시작한 경우, 시력이 이미 0.1 이하로 떨어진 경우, 시력이 저하된 것을 알고도 아이가 안경을 착용하는 것이 싫어서 부모님이 방치하는 경우 그리고 떨어진 시력이 오랫동안 유지되어 약시로 진행된 경우도 있다. 시력이 0.1 정도이거나 0.1의 큰 시표도 보이지 않는 상황인데 "안경을 착용하지 않으면 안 되나요?"라고 묻는 경우도 많다. 참으로 안타까운 일이 아닐 수 없다.

필자가 제일 딱하게 생각하는 것은 아이들이다. 앞에서 말한 것처럼 아이들은 눈이 잘 보이지 않아도 원래 그런 법이라고 담담하게 받아들인다. 시력이 좋지 못한 상태로 학교에 가면 공부에 집중하기는커녕 수업을 따라가기도 벅찰 것이다. 그리고 아이들이 선명하게 잘 보고 느낄 수 있는 행복과 권리를 무시하며 방치하는 것이다. 자녀가 안경을 착용하는 것을 매우 싫어하는 부모님의 경우 필자가 시력검사를 하는 동안 설득을 해도 납득하지 못하는 경우가 종종 있다. 그럴 때면 아이가 어느 정도로 안 보이는 상태인지 확인시켜 주기 위해 인위적으로 아이가 보이는 상황과 비슷하게 만들어 부모님에게 직접 보여 주기도 한다. 직접 경험해 본 후에야 "이 정도로 많이 불편했구나"라는 이야기를 하면서 아이가 안경을 착용해야 한다는 것을 납득하곤 한다. 실제로 아이들이 어느 정도 불편함을 느끼고 있는지 부모님이 직접적으로 느끼지 못해 '자녀가 안경을 착용하지 않았으면 좋겠다'는 마음만으로 방치하는 경우도 많다. 일부 소수의 이야기 같지만 이런 경우가 생각보다 정말 많다. 필자가 이런 아이들을 보면 어찌 딱하다고 생각하지 않을 수 있겠는가?

평소에 아이를 세심하게 관찰하다가 시력과 관련된 이상 징후를 보이거나 눈이 나빠진 것 같은 느낌이 든다면, 하루라도 빨리 전문가와 상담하고, 필요하다면 안경을 착용해야 한다. 시력이 나빠지면 안경을 착용하는 것이 중요하지만, 시력이 나빠졌다고 해서 무조건 안경을 착용해야 하는 것은 아니다. 경우에 따라서 거짓근시나 시기능 관련 문제의 경우 안경 착용이 필요하지 않을 수 있다. 실제 근시를 가진 상태에서 거짓근시나 시기능 관련 문제로 인해 본인이 갖고 있는 것보다 더 높은 수치의 근시가 있는 것처럼 검사 결과가 나타나기도 한다. 정확한 검사를 통해 아이의 현재 상황을 이해하고, 안경을 착용해야 할지 또는 안경을 착용하지 않아도 되는지 결정할 필요가 있다. 그리고 아이가 안경을 착용했다고 해서 끝나는 것이 아니다. 성장기 아이들의 경우 6개월마다 정기검진을 권유한다. 그런데 간혹 1년이나 2년 심지어 더 많은 시간이 지난 뒤에 방문하는 경우가 있다. 처음 맞춘 안경을 착용한 상태로 말이다. 이런 경우 대부분 현재 착용하고 있는 안경보다 몇 배의 도수를 높여야 하는 상황이 발생한다. 필자는 이런 상황이 되면 마음속에서 화가 난다. 어떻게 이렇게 자녀에게 무관심할 수 있을까? 아이는 얼마나 불편한 생활을 했을까? 물론 일부 부모님들의 이야기이지만 이런 일이 발생하지 않도록 노력해야 한다.

자녀가 안경을 착용해야 한다면 현실을 부정하지 말고, 내가 할 수 있는 최선이 무엇인지 생각해야 할 것이다. 그것은 빠른 약시 치료를 위해 노력하는 것, 원시를 최대한 회복시키기 위해 노력하는 것, 근시 진행을 늦춰 비교적 낮은 근시를 갖기 위해 노력하는 것이다.

### • 시력은 왜 계속 나빠질까?

안경을 착용하고 있는 자녀를 둔 부모님들에게는 한 가지 걱정이 있을 것이다. 그것은 바로 아이의 시력이 계속 나빠지고 있다는 것이다. 실제로 아이들에게 근시가 발생한 뒤에는 계속 진행하는 것이 일반적이다. 부모님들은 안경을 착용한 뒤 시력이 계속 나빠진다는 느낌을 받을 수 있다. 시력검사를 받을 때마다 시력이 더 나빠졌다는 이야기를 듣고 망연자실한 표정을 짓는 부모님들도 있다. 시력검사를 받은 뒤 부모님들의 단골 질문이 있다.

"시력검사를 할 때마다 안경 도수를 올려야 하나요?"
"시력검사를 할 때마다 시력이 좋지 않게 나오는 것 같아요."

이렇게 느끼는 이유는 다양하지만 크게 세 가지로 나눌 수 있다.
첫째, 처음 안경을 착용했을 때 본인이 착용해야 하는 안경보다 낮은 도수의 안경을 착용한 경우이다. 안경 렌즈의 도수 단위는 0.25D이지만 여기서는 이해하기 쉽게 '단계'라는 표현을 사용하겠다. 아이가 처음 착용해야 하는 안경이 예를 들어 7단계라고 가정해 보자. 우리나라에서는 어지럽거나 처음 착용하는 안경이라는 이유 등으로 본인이 착용해야 하는 것보다 안경 도수를 낮게 처방하는 경우가 많다. 이런 이유로 안경을 5단계로 처방받았다. 이 아이는 다음에 안경을 맞출 때 시력이 나빠지지 않아도 남은 2단계를 높여야 하는 상황이다. 하지만 아이들은 시간이 지남에 따라 근시가 진행되는 것이 일반적이다. 2단계가 더 나빠졌다고 가정하면 높여야 하는 안경 도수는 총 4단계가 된다. 또 어지럽다는 등의 이유로 2단계만 올리게 된다. 이렇게 되면 다음에 올려야 되는 안경 도수가 또 2단계 남게 되고, 이런 악순환이 반복된다. 이런 상황이 되면 부모님들은 안경을 바꿀 때마다 도수를 높여야 하는 것으로 착각하기 쉽다.

둘째, 선명하게 보인다는 기준이 안경 착용 후 변화되기 때문이다. 안경을 착용하기 전에는 나빠진 시력으로 인해 낮은 도수의 안경을 착용하더라도 비교적 선명하다고 느낀다. 하지만 안경을 착용하기 시작한 이후에는 선명하게 잘 보인다는 기준점이 바뀐다. 예를 들어 안경 착용을 시작하기 전 0.2의 시력을 갖고 있었고, 안경을 착용하고 0.8까지 볼 수 있었다고 가정해 보자. 처음 안경을 맞출 때는 기준점이 0.2보다 잘 보이는 것이지만, 두 번째 안경을 맞출 때는 기준점이 0.8이 된다. 이후에는 0.8에 만족하지 못하고 더 선명하게 보이는 것을 선호한다. 기준점이 높아지면서 시력이 조금만 나빠져도 선명하지 않다고 판단하거나 불편함을 호소하는 경우가 많다.

셋째, 실제로 시력이 급격히 나빠지는 경우이다. 실제로 시력이 급격히 나빠지는 경우 안경을 맞춘 뒤 1~2개월 후에 시력 저하 증상을 호소하기도 한다. 이런 상황에서는 실제로 시력이 나빠지고 있는 것이 맞는지, 다른 문제가 있는 것은 아닌지 확인해야 하며, 아이의 시력이 최대한 나빠지지 않도록 세심하게 관리해야 한다.

위의 경우를 제외하고도 여러 이유가 있을 수 있지만, 대표적인 이유는 세 가지이다. 특별한 이유 없이 무조건 시력검사를 할 때마다 안경을 교체하거나, 안경 도수를 높여야 하는 것은 아니다.

또 한 가지 발생할 수 있는 상황은 현재 안경을 착용하면 1.0까지 볼 수 있는데, 약간의 도수 변화가 발생해 안경 교체가 필요한 경우이다. '현재 안경을 착용하고 큰 불편함이 없고, 교정시력도 1.0인데 꼭 안경 도수를 조정해야 하는가?'라는 의문이 들 수 있다. 안경 착용자의 현재 상태에 따라 교체가 필요한 경우와 교체하지 않아도 되는 경우로 나눌 수 있다. 약간의 도수 변화가 있다고 해서 무조건 안경 도수를 조정해야 하는 것은 아니다.

정리하자면 시력검사를 할 때마다 안경 도수를 높여야 하는 것은 아니다. 또한 현재 안경을 착용하고 1.0의 교정시력이 측정된다고 해서 무조건 안경 도수를 조정하지 않아도 되는 것은 아니다. 여러 상황과 현재 상태를 고려해 판단해야 한다.

• **안경을 착용하면 어지러워요**

　현재 착용 중인 안경 또는 새로 맞춘 안경이 어지러운 증상을 유발하면 많은 생각을 하게 된다. '안경이 잘못된 것인가?', '새로 맞춘 안경에 무슨 문제가 있나?', '안경 도수가 너무 높은가?', '시력이 더 나빠진 것은 아닌가?' 등이 있다.

　그런데 이 '어지럽다'라는 표현에 조금 문제가 있다. 생각해 보자. 어지럽다는 것은 정확히 무엇을 말하는 것인가? 어지럽다는 표현이 정확히 어떤 증상을 나타내는 것이라고 말하기 힘들다. 상황에 따라서 해석할 수 있는 뜻이 너무 많다. 하지만 우리는 언제부터인가 안경을 착용하고 아무렇지 않게 '어지러운가?'라고 묻고 있다. 만약 어지럽다고 하면 정확한 증상을 확인하기도 전에 무조건 안경 도수를 내려 주는 일이 흔하다. '어지럽다'라는 표현에는 수많은 의미가 있을 수 있다. 울렁거리게 보인다거나, 땅이 올라와 보인다거나, 높낮이 구분이 잘 안된다거나, 사물이 찌그러져 보인다거나, 작아 보이거나, 커 보이거나, 머리가 아프거나, 불편하지는 않지만 어딘가 모르게 어색한 느낌이 든다거나, 잔상이 나타난다거나 등 모든 것을 나열할 수 없을 정도이다. 그런데 단지 '어지럽다'라는 말을 한다고 해서 무조건 안경 도수를 낮추는 것은 올바른 방법이 아니다.

　안경이 어지럽다고 이야기하는 경우는 크게 두 가지로 나눌 수 있다. 항상 착용하고 있던 안경이 어지러운 경우와 새로 맞춘 안경이 어지러운 경우이다. 먼저 항상 착용하고 있던 안경이 갑자기 어지럽다고 말하는 경우에 대해 알아보도록 하자.

첫째, 안경테에 이상이 발생한 경우이다. 잘 착용하고 있던 안경이 어느 날 갑자기 어지러워졌다면 안경테에 이상이 발생했을 확률이 높다. 안경테의 휘어짐과 벌어짐, 코 받침의 위치 등으로 인해 안경 렌즈의 초점이 맞지 않아서 실제 안경 렌즈 도수가 아닌 다른 도수처럼 느껴질 수 있다. 심한 경우 두통을 느끼기도 한다. 안경 렌즈에는 눈의 중심에 맞추어야 하는 초점이 하나 있다. 이 초점을 광학중심점이라고 한다. 광학중심점이 올바른 위치에 놓이지 않으면 전혀 다른 렌즈가 될 수 있다.

둘째, 시력에 변화가 발생한 경우이다. 시력 변화로 안경 도수가 맞지 않을 경우 어지러움이나 두통, 안구 통증, 눈을 자주 깜빡이거나 비빔, 옆으로 보는 것이 더 선명함, 안경을 가까이 착용하거나 아래로 내려서 착용하는 것이 더 선명함 등의 증상이 나타날 수 있다.

셋째, 시기능 관련 문제가 발생한 경우이다. 시력 변화와 동반될 수 있고, 시기능 관련 문제만 발생하는 경우도 있다. 시기능 관련 문제의 증상은 매우 다양하게 나타난다. 시기능 관련 이야기는 9장에서 자세히 다루도록 하겠다.

이번에는 새로 맞춘 안경이 어지러운 경우에 대해 알아보자. 앞에서 말했듯이 새로 맞춘 안경이 어지러운 경우 '어지럽다'는 표현이 정확히 어떤 증상인지 알고 대처해야 한다. 정확한 증상을 알고 있어야 문제를 해결하고, 정확한 안경을 착용하는 데 도움이 된다. 여기서 설명하는 것들은 기본적으로 확인해야 할 사항들이다.

첫째, 변화에 민감한 뇌의 영향일 수 있다. 우리 뇌는 변화에 굉장히 민감하다. 민감도는 사람에 따라 차이가 있을 수 있으며, 약간의 변화도 민감하게 반응하는 사람도 있다. 흐리고 어두웠던 시야가 새 안경을 착용하면 밝아 보이는데, 갑작스러운 변화에 뇌가 민감하게 반응하고 스트레스를 받는다. 근시의 경우 마이너스 렌즈, 원시의 경우 플러스 렌즈를 착용한다. 마이너스 렌즈는 사물이 작게, 플러스 렌즈는 사물이 크게 보인다. 이로 인해 뇌에서 인식하는 거리와 배율에 차이가 발생해, 불편함을 느끼는 것이다. 시력검사와 안경 처방이 정확하다면 이 문제는 뇌에서 적응하는 시간이 필요하다. 불편함이 심하거나 안경을 착용하지 못할 정도라면 안경 도수의 변화나 착용 시간 변화 등 상황에 따른 적절한 조치를 할 수 있다.

둘째, 본인에게 맞지 않는 안경테를 선택한 경우이다. 안경테의 크기가 너무 크거나 작은 경우, 안경테의 휘어짐이 너무 심한 경우이다. 본인에게 맞지 않는 안경테를 착용할 경우 시력 및 시기능에 악영향을 줄 수 있다. 유행만을 따라갈 것이 아니라 본인에게 맞는 안경테를 선택하는 것이 중요하다.

셋째, 안경 교체 시기를 놓친 경우이다. 교체 시기를 놓치게 되면 한 번에 과도한 도수 변화를 주어야 하는 상황이 발생할 수 있다. 이런 경우 뇌에서 거부반응과 불편한 증상을 심하게 느낀다. 상황에 따라 짧은 기간에 점진적으로 변화시켜 본인에게 맞는 안경을 착용할 수 있도록 노력하는 것도 하나의 방법이다.

넷째, 시기능 관련 문제를 갖고 있는 경우이다. 시력은 맞게 교정되었지만 시기능 관련 문제를 발견하지 못했거나 정상 수준으로 회복하지 못한 경우 새로 맞춘 안경으로 인해 시기능에 변화가 발생하면서 불편한 증상이 유발될 수 있다. 정상적인 시기능을 갖기 위해 노력하는 것이 해결 방법이다.

다섯째, 안경테 피팅에 문제가 있는 경우이다. 피팅이란 안경테를 착용자의 얼굴에 맞게 조정하는 과정이다. 피팅이 올바르지 않으면 코나 귀 등 안경테가 닿는 부분이 불편할 수 있고, 광학중심점의 위치가 맞지 않는 상황이 발생할 수 있다. 올바른 피팅으로 해결할 수 있다.

여섯째, 시력검사가 올바르지 않은 경우와 안경이 잘못 만들어진 경우이다.

위에 설명한 경우를 제외하더라도 많은 원인이 있을 수 있고, 여러 원인이 복합적으로 작용할 수 있다. 안경은 생각만큼 단순하지 않다. 시력과 시기능이 안경과 갖는 상관관계는 매우 복잡하다. 단순히 시력만을 고려해 안경을 처방할 수 없다. 안경을 사용하려는 목적과 착용자의 환경적 요인, 현재 상태 등 고려해야 할 사항이 많다.

# Chapter 5

## 노안을 만드는 스마트폰의 공격

# ··· 노안을 만드는 스마트폰의 공격

- **노안이란?**

가장 빠르게 노화가 진행되는 신체 기관 중 하나는 눈이다. 40대가 되면 노화가 발생하고 진행된다. 노화현상이 시작되면 눈에는 많은 변화가 발생하는데 그중 하나는 노안이다. 각막, 홍채, 수정체, 모양체근, 망막이 노안과 연관된다. 노안을 이야기할 때 수정체에 대한 이야기를 많이 한다. 틀린 이야기는 아니다. 노안에 가장 직접적으로 관여하며, 가장 큰 영향을 주는 것이 수정체와 모양체근이다. 부가적으로 각막과 홍채 그리고 망막도 일부 영향을 줄 수 있다. 각막은 나이가 들수록 투명도가 점차 저하되어 시력의 질에 영향을 줄 수 있다. 홍채는 빛에 반응하여 밝은 곳에서는 동공을 작게, 어두운 곳에서는 동공을 크게 만들어 눈에 들어오는 빛의 양을 조절한다. 나이가 들수록 동공의 반응 속도와 반응 폭이 줄어들게 된다. 망막 또한 나이가 들수록 기능이 떨어져 시력의 질에 영향을 줄 수 있다.

노안에 가장 큰 영향을 주는 수정체는 모양체근과 연결되어 있다. 수정체는 모양체근의 운동을 통해 가까운 곳을 볼 때는 두꺼워지고 먼 곳을 볼 때는 얇아진다. 노인성 변화로 인해 수정체나 모양체근의 탄력성이 저하되고 기능이 떨어져 조절 기능이 저하되는 현상을 노안이라고 한다.

노안의 대표적인 증상으로는 선명하게 볼 수 있는 거리가 점점 멀어짐, 가까운 곳을 보는 작업을 한 후 눈의 피로나 두통, 글자나 사물에 집중할 때 눈의 피로감, 책을 읽을 때 더 밝은 조명이 필요함, 가까운 글씨에 초점을 맞추기 어려움, 눈을 찡그리거나 멀리 보게 됨, 눈에 안개가 낀 것처럼 침침하고 눈을 자주 비비게 됨, 가까운 글씨가 처음에는 잘 보이다 점차 흐려짐, 눈의 통증이나 불편함이 오후나 밤에 더 심해짐 등이 있다.

## • 젊은 노안이란?

　안과나 안경원을 찾은 40대와 50대에게 '노안'이라는 이야기를 하면 보통 표정이 좋지 않다. 40대와 50대인 사람들도 그런 반응을 보이는데 20대 또는 30대인 사람들에게 노안이라는 이야기를 하면 어떻겠는가? 또 10대의 아이들과 아직 10대가 되지도 않은 아이들에게 노안이란 이야기를 한다면 그들의 부모님들은 황당할 것이다.
　노안의 '노'자는 한자로 '늙을 노'이다. 그러다 보니 노안은 나이 든 사람에게 나타나는 노인성 질환이라고 생각하는 것이 당연하다. 우리는 과거보다 평균수명이 길어져 100세 시대에 살고 있다. 그런데 노인의 기준은 과거의 기준인 60세 이상으로 판단한다. 60대의 사람 중 본인이 노인이라고 생각하는 사람은 그리 많지 않을 것이다. 그러다 보니 40대와 50대는 아직 젊고, 노안이 발생하는 나이가 아니라고 생각하는 것이다. 노안은 노화 과정에 의해 누구나 겪게 되는 노인성 변화다. 사람에 따라 발생 시기는 다를 수 있지만 40대부터 서서히 변화가 나타나 증상을 느끼게 된다.
　최근에는 스마트폰과 컴퓨터 등으로 눈을 과도하게 사용하면서 젊은 사람들도 노안과 비슷한 증상을 느끼고 있다. 이것을 우리는 '스마트폰 노안', '젊은 노안'이라고 한다. 노안과는 전혀 상관없다고 생각할 수 있는 젊은 세대에게 노안이 나타나고 있다. 필자가 근무했던 안과에도 시생활 패턴의 변화로 인해 20~30대의 젊은 사람들이 불편한 증상을 느껴 하루에 평균 2~5명씩 방문했다. 심지어 10대인 아이들도 불편한 증상을 느껴 방문하는 횟수가 급격히 증가하고 있다.

스마트폰 노안, 젊은 노안이라고 말하면 자신과 관계없는 이야기라고 생각하거나, 자신은 다른 사람들보다 스마트폰이나 컴퓨터를 보는 시간이 적다고 생각하는 사람들이 많을 것이다. 그리고 '스마트폰 노안, 젊은 노안 증상이 있는 사람은 하루 종일 스마트폰이나 컴퓨터를 보고 있을 거야'라고 생각할 수도 있다. 하지만 이것은 단순히 넘길 수 있는 이야기가 아니다. 사람마다 체력이 다르고 힘의 세기가 다르듯이, 견딜 수 있는 눈의 한계점이 다르다. 한계점을 넘기지 않았더라도 한계점에 근접하는 일이 빈번히 발생한다거나 매일 반복된다면 문제가 발생할 수 있다. 스마트폰을 하루에 특정한 시간 이상 봐야 젊은 노안이 발생할 수 있다고 단정 지을 수 없고, 각자의 환경과 눈 상태에 따라 다를 수 있다. 젊은 노안은 우리가 알고 있는 노안과는 다르다. 안경이나 수술을 통해 치료할 수 없다. 이것은 시기능과 관련된 문제이기 때문에 정상적인 시기능 상태를 유지하기 위한 노력이 필요하다.

그렇다면 자신도 젊은 노안일 수 있는지 자가 테스트를 통해 한번 확인해 보도록 하자.

### 젊은 노안 체크 ✓

- 스마트폰을 하루 4시간 이상 사용한다.
  (스마트폰을 사용하는 모든 것을 포함한다. 게임, 인터넷 검색, 메신저, SNS, 동영상 시청 등 스마트폰을 보는 모든 행위.)
- 스마트폰 화면을 보다가 다른 곳을 보면 한동안 초점이 잘 맞지 않는다.
- 스마트폰이나 가까운 곳을 보고 있으면 눈을 비비거나 만지게 된다.
- 눈이 침침하다는 느낌을 하루에 2번 이상 느낀다.
- 먼 곳을 바라보다가 가까운 곳을 보면 초점이 잘 맞지 않는다.
- 가까운 곳을 보다 먼 곳을 바라보면 초점이 잘 맞지 않는다.
- 아침보다는 오후에 침침하다는 느낌이 든다.
- 간혹 스마트폰 화면 글씨를 볼 때 눈을 찌푸려야 읽을 수 있다.
- 어깨가 결리거나 목이 뻐근하고 가끔 두통이 있다.
- 가까운 곳을 볼 때 눈물이 많이 난다.
- 가까운 곳을 볼 때 시간이 지나면 안구 통증이 느껴지곤 한다.

위의 항목 중 세 가지 이상에 해당한다면 젊은 노안을 갖고 있을 가능성이 있다. 만약 두 가지가 해당한다면 시기능 검사를 받아 볼 필요성이 있다. 앞에서 말했듯이 젊은 노안은 시기능과 관련된 증상이다. 시기능과 관련된 문제가 노안과 유사한 증상을 유발하는 것이다. 눈을 과도하게 사용해 시기능과 관련된 문제가 발생하면 젊은 노안 증상만 느끼는 것은 아니다. 젊은 노안 외에도 나타날 수 있는 증상은 다양하다. 불편한 증상이 나타나면 '괜찮아지겠지'라는 생각으로 방치해서는 안 된다. 증상이 반복된다면 눈이 피곤해서 침침해진 것이라고 대수롭지 않게 생각해서도 안 된다. 불편한 증상을 유발하는 원인을 정확히 찾아 비교적 편안한 시생활을 유지하기 위한 노력이 필요하다.

## • 시력이 좋을수록 위험하다

본인의 시력에 대해 자부심을 가진 사람들이 많다. 어렸을 때부터 시력이 좋았다고 말하거나, 친구들은 노안으로 돋보기를 착용하지만 본인은 돋보기를 착용하지 않고 가까운 곳이 잘 보인다고 말하거나, 시력교정수술을 받아서 시력에 문제가 없다고 말하는 경우도 있다. 필자도 안과나 안경원에서 시력검사를 진행할 때 이런 이야기를 하는 사람들을 많이 만났다.

"선생님 저는 시력이 예전부터 좋았습니다. 안경을 착용해 본 적도 없습니다. 항상 시력이 1.0 이상이고, 1.5까지 나온 적도 있습니다. 최근에 시력이 조금 떨어진 것 같은 느낌을 받지만 그래도 잘 보입니다."

항상 좋은 시력을 유지했다면 안경을 착용하고 있는 사람들에게는 부러움의 대상이 될 수 있다. 하지만 근시인 사람보다 젊은 노안에 걸릴 확률이 높을 수 있다. 젊은 노안은 나이를 가리지 않고 나타날 수 있으며 10대, 20대, 30대, 40대 그리고 심지어 10세 이하의 아이들에게도 나타날 수 있다. 노안이 있는 40대 이상에서는 더 심한 노안 증상을 유발하는 원인이 되기도 한다. 젊은 노안은 잘못된 시생활 습관이나 생활 패턴에 의해 발생하기 때문에 성별, 나이, 시력이 좋고 나쁨을 떠나서 누구나 주의해야 한다.

시력이 좋을수록 위험할 수 있는 이유는 무엇일까? 시력이 좋은 사람들은 미교정 근시를 갖고 있는 사람들보다 가까운 곳을 볼 때 더 많은 조절이 필요하다. 미교정 근시를 갖고 있는 사람들은 정시인 사람보다 더 적은 양의 조절을 하더라도 가까운 곳을 선명하게 볼 수 있다. 시력이 좋을수록 위험할 수 있는 또 다른 이유는 시력에 대한 자부심이다. 자부심이 있기 때문에 시기능 관련 문제가 발생하더라도 단순히 시력이 저하되었다고 착각하고, 시력 문제로만 단정 짓기도 하며, 일시적인 증상이라고 판단하기도 한다. '시간이 지나면 괜찮아지겠지'라고 생각해 본인 스스로 증상을 악화시키기도 한다.

젊은 노안은 앞에서 말했듯이 시기능 관련 문제의 한 부류이다. 젊은 노안이 발생할 수 있는 대상자들은 젊은 노안 외에도 다른 시기능 관련 문제가 발생할 가능성이 높다. 가까운 곳을 많이 보거나, 컴퓨터, 스마트폰, 멀티미디어 기기 등을 많이 사용하는 사람일수록 눈에서 보내는 신호에 민감하게 반응해야 한다. 평소와 다른 이상 증상이 나타난다면 눈에 적색 불이 들어오기 시작했다는 신호일 수 있다.

- **노안을 늦게 느끼는 근시, 노안을 빨리 느끼는 원시**

정시와 근시 그리고 원시 중 누가 제일 빨리 노안을 느끼게 될까? 물론 상황에 따라 차이는 있을 수 있겠지만 대체로 근시인 사람이 노안의 증상을 제일 늦게 느끼게 된다. 근시가 있는 사람은 노안을 갖고 있더라도 안경을 벗으면 가까운 글씨가 잘 보인다. 이런 현상으로 인해 간혹 근시가 있는 사람들이 본인은 노안을 갖고 있지 않다고 생각하기도 한다. 하지만 이것은 잘못된 생각이다. 근시인 사람이 안경을 벗으면 교정되지 않은 근시가 돋보기를 착용한 것과 같은 효과를 나타내기 때문에 멀리 있는 것은 잘 보이지 않지만 가까운 곳이 잘 보인다. 안경을 착용한 상태에서 가까운 글씨를 보면 불편을 느끼게 된다.

원시인 사람은 다른 사람보다 노안을 빨리 느낄 수 있다. 미교정 원시를 갖고 있을 경우 원시 보정을 위한 조절작용과 가까운 곳에 초점을 맞추기 위한 조절작용이 동시에 나타나기 때문이다. 간혹 원시와 노안이 같은 것이라고 생각하는 사람들이 있다. 하지만 원시와 노안은 다르다. 원시는 눈 자체의 굴절력과 관계되는 것으로 굴절이상의 한 종류이다. 노안은 노인성 변화로 수정체의 기능이 저하되어 나타나는 증상이다. 원시와 노안 모두 플러스 렌즈로 교정하기 때문에 똑같은 것으로 착각하는 경우가 많다. 심한 원시를 갖고 있지 않거나 조절력이 풍부한 젊은 나이라면 수정체가 원시를 보정해 멀리 있는 것이 잘 보일 수 있다. 이로 인해 본인의 시력이 나쁘다는 것을 인지하지 못하는 경우도 있다. 본인이 원시를 갖고 있는 것은 알지만 불편함을 이유로 안경을 착용하지 않는 경우도 많다. 하지만 미교정 원시는 눈과 관련된 근육들이 항상 긴장 상태를 유지하도록 하며, 과조절 상태를 유발하는 원인이 된다. 눈이 쉽게 피로해지고, 침침한 증상이 나타나며, 시기능에 좋지 않은 영향을 준다.

· **블루라이트의 진실**

블루라이트라는 말을 들어 본 적 있는가? 안경을 착용하고 있는 사람들이라면 블루라이트에 관한 이야기를 한 번쯤은 들어 봤을 것이다. 많은 사람이 블루라이트가 눈에 치명적인 영향을 주기 때문에 차단해야 한다고 이야기한다. 이런 이유로 블루라이트 차단 안경 렌즈가 많이 판매되고 있다. 텔레비전, 스마트폰, 태블릿 PC 등에서도 블루라이트 제거 설정을 할 수 있으며, 블루라이트를 차단할 수 있는 필름들이 판매되고 있다. 그렇다면 블루라이트가 정말 눈에 좋지 않은 영향을 줄까?

먼저 블루라이트에 대해 알아보도록 하자. 블루라이트는 사람의 눈으로 볼 수 있는 빛 중에서 파장이 짧으며, 각막과 수정체에 흡수되지 않고 망막까지 도달하는 빛을 말한다. 컴퓨터와 스마트폰 그리고 멀티미디어 기기에 사용되는 디스플레이와 조명은 대부분 블루라이트를 갖고 있다. 멀티미디어 기기들을 장시간 사용하면 눈이 뻑뻑해지고 피로감과 통증이 느껴지곤 한다. 이런 증상이 나타나는 이유를 블루라이트 때문이라고 주장하기도 한다. 사람들은 블루라이트에 대한 주변 이야기만 듣고 나쁘다고 생각한다. 정작 정말로 나쁜 것인지, 어디에 나쁜 것인지 알지 못하는 경우가 대부분이다.

앞에서 말했듯이 블루라이트는 눈으로 볼 수 있는 빛 중에서 파장이 짧은 편에 속한다. 그런데 빛은 파장이 짧을수록 세기가 커진다. 이 때문에 블루라이트의 센 빛이 눈에 악영향을 준다고 주장한다. 하지만 연구에 의하면 모든 블루라이트를 차단해야 할 정도로 눈에 악

영향을 주지 않는다는 결과들이 많다. 한 연구에서는 파란 하늘을 바라보는 것과 스마트폰과 같은 화면의 블루라이트에 노출되는 것을 비교해 관찰하였고 스마트폰과 같은 화면의 블루라이트에 노출되는 것이 눈 건강을 악화시킨다는 결과를 얻지 못했다. 사실 우리가 모르고 있는 것이 있다. 블루라이트를 차단하기 위해 애쓰고 있는 멀티미디어 기기들의 블루라이트 발생량이 많은 편에 속할까? 이런 멀티미디어 기기들에서 나오는 블루라이트는 태양광에서 나오는 블루라이트의 10만분의 1 수준밖에 되지 않는다. 우리는 출생 후 태양광을 받으면서 지내 왔고, 태양광과 비교해 멀티미디어 기기들에서 나오는 블루라이트의 양은 매우 적어서 눈에 큰 영향을 주지 않는다는 연구 결과들이 많다. 따라서 모든 블루라이트를 차단해야 한다고 주장할 만큼 눈에 악영향을 준다고 보기 힘들다.

그렇다면 블루라이트를 무시해도 될까? 그것은 아니다. 눈에 직접적인 악영향은 주지 않더라도 간접적인 영향을 줄 수 있다. 블루라이트에 과도하게 노출되면 눈이 피로해지고, 숙면을 방해할 수 있다. 특히 잠들기 직전에 블루라이트에 많이 노출되면 잠을 잘 이루지 못하거나 숙면에 방해를 받는다. 왜 블루라이트를 보면 잠을 잘 이루지 못하거나 숙면에 방해가 될까? 블루라이트가 눈 속의 망막에 전달되어 뇌와 교감신경을 활성화하기 때문이다. 이런 현상은 잠을 자려고 해도 잠이 오지 않게 만든다. 블루라이트를 뇌가 인식하면 밤을 낮이라고 인식한다. 뇌가 밤을 낮으로 착각해 낮에 맞는 활동을 시작한다. 블루라이트가 망막을 자극해 뇌에 전달되면 뇌는 아침이라고 판단해 수면에 도움을 주는 '멜라토닌'이라는 호르몬의 분비를 줄이고 몸이 활발하게 활동할 수 있는 각성 상태에 들어가도록 만든다. 자려고 해도 잠이 오지 않아 뒤척이거나, 잠을 자더라도 숙면을 취하지 못하는 이유다. 스마트폰과 같은 멀티미디어 기기의 사용은 가급적 잠들기 전에 자제하는 것이 좋다.

  그런데 앞에서 설명한 블루라이트가 우리 눈에 미치는 영향을 거꾸로 생각해 볼 필요가 있다. 반대로 생각해 보면 적당한 블루라이트 자극은 뇌의 활성화 각성에 도움이 될 수 있다는 이야기가 된다. 따라서 무조건적인 차단보다는 적절한 상황과 시간에 따른 선별적인 차단이 중요하다고 볼 수 있다. 최근 무조건적인 블루라이트 차단이 인기이다. 예를 들면 안경을 맞출 때 무조건 블루라이트를 차단해야 하는 것처럼 이야기하는 것이다. 앞에서 말했듯이 무조건적인 차단보다는 적절한 상황과 시간에 따른 선별적 차단이 중요하다.

• 올바른 사용 방법은?

- 사용 시간을 지키자

하루에 스마트폰을 사용하는 시간이 얼마나 된다고 생각하는가? '나는 스마트폰을 많이 사용하기는 하지만 시간으로 계산하면 많지 않은 편이야'라고 생각하는 사람들이 많다. 하지만 우리가 24시간 동안 스마트폰을 보는 시간을 계산해 보면 생각하는 것보다 많은 시간을 스마트폰에 뺏기고 있다는 것을 알 수 있다.

한 조사에 따르면 우리나라 사람들이 하루 평균 스마트폰 이용 시간은 3시간 40분이었다. 미성년자의 경우 하루 평균 5시간 이상이었다. 초등학생은 4시간 20분, 중학생과 고등학생은 5시간 50분이었다. 중학생과 고등학생은 하루의 4분의 1을 스마트폰에 사용한다. 성인들이나 초등학생들도 잠자는 시간을 제외한다면 하루에 4분의 1 정도의 시간을 스마트폰에 뺏기고 있다. 사실 스마트폰을 보지 않는 것이 눈 건강에는 제일 좋다. 간혹 시력과 관련된 불편한 증상이나 두통, 안구 통증 등으로 안과에 방문하는 경우가 있다. 이때 안과에서 스마트폰이나 컴퓨터를 사용하지 말라고 이야기하는 경우가 많다. 하지만 이것은 너무 비현실적인 처치이다. 사람마다 업무나 취미 등으로 불가피하게 사용해야 하는 경우가 있다. 만약 스마트폰을 사용하지 못한다면 오히려 볼 수 없다는 압박감이 스트레스로 다가와 더 좋지 않은 영향을 줄 수 있다. 혼자 다른 세상에 사는 소외감이나 우울증 등의 증상이 나타날 수도 있다. 그렇다면 가장 좋은 방법은 무엇일까?

가장 좋은 방법은 사용 시간을 줄이고 스마트폰을 사용할 때 규칙적으로 사용하는 것이다. 스마트폰이 필요하지 않을 때 주변에 놓지 않거나 눈에 보이지 않는 곳에 보관하는 것도 좋은 방법이 될 수 있다. 스마트폰을 하루 평균 2시간 사용한다고 해서 2시간 동안 계속 사용하는 것이 아니다. 규칙적으로 시간을 분배해야 한다. 눈도 휴식이 필요하다. 열심히 공부나 업무를 하다가 쉬는 시간에 휴식을 핑계로 스마트폰을 본 뒤 다시 공부나 업무를 시작하는 경우가 많다. 잘 생각해 보자. 눈은 공부나 업무를 하기 위해 책을 보거나 컴퓨터를 보면서 열심히 일했다. 그런데 쉬는 시간에 스마트폰을 보기 위해 더 힘든 일을 하고 있다. 이렇게 되면 눈은 쉬지 못하고 계속 일하게 된다. 정서적인 휴식도 필요하지만, 눈이 쉴 수 있도록 하는 것도 중요하다. 40~50분 정도 가까운 곳을 본 뒤에는 5~10분 정도 눈을 위해 휴식하는 것이 좋다. 휴식을 취할 때는 먼 곳을 보거나 눈을 감고 있는 것이 도움이 된다. 눈을 감게 되면 시자극이 차단되어 눈과 관련된 근육늘의 긴장이 풀어진다.

- 거리는 어떻게?

스마트폰을 사용할 때 간혹 화면 속의 작은 글씨를 보기 위해 눈 바로 앞에서 사용하는 사람들이 있다. 그리고 스마트폰 게임에 집중하다 보면 본인도 모르는 사이에 화면과 눈과의 거리가 점점 가까워진다. 스마트폰과 눈의 거리는 어느 정도가 적당할까? 가장 이상적인 거리는 40~50cm이다. 하지만 50cm 정도의 거리가 되면 자세가 다소 부자연스러워 어깨나 허리에 불편함을 느낄 수 있다. 스마트폰과 눈과의 거리는 40cm 정도로 기억하고, 이 거리를 유지하기 위해 노력해야 한다. 만약 40cm의 거리에서 작은 글씨를 보기 어렵다면 최소한 30cm 이상의 거리를 유지하도록 노력해야 한다. 30cm보다 더 가까워지게 되면 눈에 많은 부담을 줄 수 있다. 아무리 가까이 보더라도 최소 30cm 이상의 거리를 유지하도록 노력해야 한다.

자세 또한 중요하다. 가장 좋은 자세는 책을 읽는 자세와 같다. 책상에 앉아서 책을 읽는 올바른 자세를 떠올리면 된다. 의자에 올바른 자세로 앉아서 시선을 약간 아래로 내려다보는 것이 가장 좋은 자세이다. 간혹 엎드리거나 누워서 그리고 옆으로 누워서 스마트폰을 하게 되는 경우가 있다. 이런 자세로 스마트폰을 사용하면 우리도 모르는 사이에 눈을 더 크게 뜨게 되고, 이로 인해 눈물이 더 빨리 마르게 되어 안구건조증을 유발하거나 악화시키는 원인이 될 수 있다. 양쪽 눈에 서로 다른 조절 자극이 가해지기 때문에 시기능에도 좋지 않은 영향을 준다.

### - 화면 밝기

스마트폰의 화면 밝기도 눈 건강에 영향을 줄 수 있을까? 화면이 너무 밝거나 어두워도 좋지 않은 영향을 줄 수 있다. 예전에 한 기사가 이슈된 적이 있다. 이 기사의 내용은 다음과 같다. 대만의 한 여성이 직업적으로 스마트폰을 많이 사용할 수밖에 없는 상황이었다. 이 여성은 스마트폰의 내용을 좀 더 빠르고 정확하게 확인하기 위해 2년 동안 스마트폰의 화면을 최대 밝기로 설정하고 사용했다. 과거에 이 여성은 항상 1.5의 시력을 유지했지만, 최근 급격한 시력 저하를 느끼고 병원을 방문했다. 방문 당시 시력은 0.6이었다. 검사 결과 이 여성의 각막에 500여 개의 미세한 구멍들이 발견되었다. 치료를 진행했지만, 시력은 회복되지 않았다. 이 여성을 진료한 의사의 말에 의하면 "스마트폰의 화면을 최대 밝기로 2시간 이상 사용하면 각막이 전자레인지에 들어가는 것과 같다"라고 표현했다. 우리가 대수롭지 않게 생각했던 스마트폰 화면 밝기가 눈에 치명적인 영향을 줄 수 있다는 것이 놀랍지 않은가?

잠들기 전 불을 끄고 눕거나 엎드려서 스마트폰을 많이 본다. 아이들도 마찬가지이다. 잠들기 전에 누워서 시간 가는 줄 모르고 스마트폰 게임이나 동영상에 집중하고 있는 모습을 자주 볼 수 있다. 어두운 곳에서 스마트폰 화면을 보게 되면 눈이 쉽게 피로해지는 것을 느낄 수 있다. 주변 조명과 스마트폰의 밝은 조명 차이가 커서 눈에 더 많은 부담을 준다. 이런 행동들은 평상시에 스마트폰을 보는 것보다 몇 배 이상 좋지 않은 영향을 준다.

화면이 지나치게 어두운 것도 좋지 않은 영향을 줄 수 있다. 가장 적합한 화면의 밝기는 250lm 정도라고 말하지만, 이것은 주변의 밝기에 따라 유동적이다. 그리고 일반인들이 250lm의 밝기를 맞추기도 쉽지 않다. 250lm은 일반 손전등이나 헤드 랜턴 수준의 밝기이며, 어두운 곳에서 화면을 봤을 때도 눈이 부시지 않아야 비교적 부정적인 영향을 덜 받는다. 우리가 가장 쉽게 할 수 있는 것은 주변의 밝기에 따라 스마트폰의 화면 밝기가 자동으로 변할 수 있도록 설정하는 것이다. 스마트폰을 이용해 게임이나 영화 그리고 동영상 시청을 많이 하는 사람들은 주로 밝은 화면을 선호하는 편이다. 사람마다 선호하는 밝기는 다를 수 있지만, 눈에 부담을 덜어 주기 위해서는 적당한 밝기로 사용해야 한다.

# Chapter 6

## 시력검사 믿을 수 있나요?

## ··· 시력검사 믿을 수 있나요?

'지금 착용하고 있는 안경은 내 눈에 정확하게 맞는 것일까?'
'지금 받은 시력검사가 정확한가?'
'지금 받은 시력검사로 안경을 맞춰도 되는 걸까?'

안경을 착용하는 사람이라면 이런 생각을 해 본 경험이 있을 것이다. 시력검사를 받는 과정에서 불편함을 느꼈거나, 선명하게 보이지 않는 것 같은 느낌을 받은 적도 있을 것이다. 필자도 전문가가 되기 전에는 '정확한 시력검사를 받아서 내 시력이 어떤 상태인지 확인하고, 내가 착용해야 하는 정확한 안경 도수를 알고 싶다'라는 생각을 한 적이 많다. 부모님들은 특히 자녀들의 시력에 더 신경을 쓸 수밖에 없다. 시력검사는 정확하게 된 것인지, 안경을 꼭 착용해야 하는지, 안경을 착용했을 때 문제 되는 것은 없는지, 어디에서 시력검사를 받아야 하는지 등 궁금한 점이 많을 것이다. 정확한 시력검사를 받는 방법과 평소 시력에 대해 궁금할 수 있는 부분에 대해 알아보자.

## • 정확한 시력검사는 어디서 받아야 하나요?

"정확한 시력검사는 어디서 받아야 하나요?"

이 질문은 필자가 주변 사람들에게 가장 많이 듣는 질문 중 하나이다. 시력검사를 받는 곳은 크게 두 군데로 나눌 수 있다. 안과와 안경원이다.

우리나라 의료법에는 만 6세 이하는 안과에서만 시력검사를 받을 수 있도록 되어 있다. 만 6세 이하의 아이들은 선택의 여지 없이 안과에서 시력검사를 받아야 한다.

필자의 경험으로 볼 때 아이들을 데리고 시력검사를 받게 되는 계기는 크게 세 가지로 나눌 수 있다. 정기검진과 부모님이 아이의 이상 증상을 발견한 경우 그리고 영유아 검진이나 학교 신체검사에서 시력검사를 권유하는 경우이다.

간혹 영유아 검진이나 학교 신체검사 또는 건강검진에서 받은 시력검사를 맹신하는 경우가 있다. 이때 시행되는 시력검사는 대부분 간호사나 간호조무사, 보건교사에 의해서 진행된다. 이렇다 보니 시력에 대한 전문 지식이 있기보다는 숫자를 어디까지 읽을 수 있는지 확인하는 정도에 그친다. 그리고 시력검사를 진행하면서 고려해야 하는 부분이나 시력의 질에 대한 부분은 무시되는 경우가 대부분이다. 따라서 영유아 검진이나 학교 신체검사, 건강검진에서 받은 시력검사는 참고용으로만 생각하는 것이 좋다. 만 6세 이상의 아이들이나 성인의 경우 시력검사를 받을 수 있는 곳은 안과와 안경원이다. 그렇다면 어디에서 시력검사를 받아야 정확한 시력검사를 받을 수 있을까?

- 안과

안과에서 시력검사를 받으면 안경원에서 시력검사를 받는 것보다 더 정확할 것이라고 생각하는 사람들이 많다. 이유는 '병원이기 때문에'라고 대부분 이야기한다. 그렇다면 안과에서 시력검사를 받는 것이 더 정확할까?

안과에서 시력검사를 받을 때 우리가 알아야 하는 부분이 몇 가지 있다. 안과에서 본인이나 자녀의 시력검사를 받아 본 경험이 있다면 누구에게 시력검사를 받았는지 곰곰이 생각해 보길 바란다. 처음 시작 단계부터 의사에게 꼼꼼히 시력검사를 받는 사람들은 찾아보기 쉽지 않다. 대부분 검안사나 간호사 또는 간호조무사에게 받게 된다. 마지막에 의사가 한 번 확인하는 과정을 거치는 경우도 있지만 대부분 이런 과정을 거치지 않고 지나가는 경우가 많다. 진료를 할 때는 시력검사를 진행한 검사자가 적어 놓은 기록을 바탕으로 상담을 진행한다.

하지만 이렇게 되면 몇 가지 문제가 발생할 수 있다. 대략적인 시력이나 착용해야 하는 안경 도수 등은 알 수 있지만, 직접 시력검사를 진행해야 확인할 수 있는 부분에 대해서는 알 수 없다. 시력적 특징, 시력의 질, 시기능 등 여러 사항이 배제된다. 단지 수치적인 결과로 이야기할 수밖에 없다. 차트에 자세히 적어 놓는다고 하더라도 직접 확인하는 것과는 많은 차이가 있다. 그리고 밀려드는 환자로 인해 검사가 매우 빠르게 진행된다. 보통 시력검사를 하는 데 3~5분을 넘기지 않는다. 그렇다면 환자가 많이 없을 때 방문하면 꼼꼼하게 검사를 받을 수 있을까? 대기 환자가 없는 한가한 시간에 간다고 해도 동일한 시스템을 적용해 짧은 시간에 시력검사를 끝낼 수밖에 없다. 물론 시력검사 시간이 길다고 해서 무조건 정확한 검사가 이루어지는 것은 아니다. 하지만 짧은 시간에 시력에 대한 모든 부분을 고려해 검사하는 것은 불가능하다. 그러다 보니 시력 측정 기기에만 의존하여 검사를 진행하게 되며, 수치적인 부분에만 초점을 맞추게 된다. 안경을 맞췄을 때 환자가 불편을 느끼게 되면 책임 소재의 문제가 있어서 안과에서는 적극적인 안경 처방이 어렵다. 안경 처방은 안경테나 안경 렌즈의 선택에 의해서도 상황에 맞게 변화를 주어야 한다. 하지만 안경을 착용할 사람이 어떤 안경테를 선택할 것인지, 어떤 안경 렌즈를 선택할 것인지 모르는 상황에서 이런 부분을 고려할 수 없다. 특히 기능성 안경이나 다초점 안경의 경우에는 안경테나 안경 렌즈의 종류에 따라 고려해야 할 사항이 더 많다.

안과에서는 시기능에 대한 고려가 이루어지지 않는 경우가 대부분이며, 시기능 관련 문제로 불편을 느끼더라도 처치를 하기 어렵다. 환자는 계속해서 불편을 호소할 것이고 결국 여러 안과를 다녀 봐도 마땅한 해결책이 나오지 않을 것이다. 예를 들자면 아이의 시력은 1.0이 측정되지만 아이는 잘 안 보인다고 이야기하거나 두통 등의 증상을 호소한다. 이런 상황에서 여러 안과를 다녀 봐도 문제점을 찾기란 쉽지 않을 것이다. 이때 가장 먼저 고려해야 할 것은 시기능과 관련된 문제이다.

필자의 경험을 이야기해 보겠다. 안경원에서 근무하고 있을 때의 일이다. 만 8세의 아이가 안과에서 안경 처방전을 받은 뒤 안경을 맞추기 위해 방문했다. 이 아이가 안경을 착용하기 시작한 것은 2년 전이다. 안과에서 처음 근시를 진단받았을 때 왼쪽 눈에 약시도 있었다고 이야기했다. 지금도 여전히 약시가 치료되지 않았으며, 왼쪽 눈의 교정시력은 0.6이라고 했다. 그런데 필자가 안경 처방전을 확인해 보니 특별한 이상이 있어 보이지 않았다. 근시와 난시 외에는 특별히 문제가 될 부분이 없었다. 부모님을 설득해 다시 한번 시력검사를 진행해 보기로 했다. 그런데 왼쪽 눈이 1.0을 선명하게 볼 수 있을 정도로 교정이 잘 되었다. 약시가 아니다. 물론 처음 약시를 진단받았을 당시의 상태를 정확히 알 수 없기 때문에 처음부터 약시가 맞았는지, 아니었는지 확인하기 어렵다. 하지만 지금은 약시가 아닌 것이 확실하다. 시력검사 자체에 문제가 있었다. 근시와 난시 검사 값이 정확하지 않았으며, 난시축에도 문제가 있었다. 부모님에게 현재 상태와 약시가 아니라는 것을 말씀드렸다. 부모님은 당황스러워했지만 정확한 설명을 들은 뒤 기쁨의 미소를 지었다.

또 한 가지 경험은 필자가 안과에서 근무할 때의 일이다. 만 12세 아이가 시력검사를 받기 위해 안과에 방문했다. 방문 당시 아이는 근시안경을 착용하고 있는 상태였다. 안경을 착용하기 시작한 것은 약 1년 전이다. 필자가 근무하는 안과가 있는 지역으로 이사를 오게 되어, 이전에 다니던 안과에 방문하지 못했다. 그런데 시력검사를 진행하면서 이상한 점이 발견되었다. 시력 측정 기기에서도 근시가 있는 것으로 확인되었고, 시력검사 결과에서도 근시가 있는 것으로 확인되었다. 하지만 시력검사를 진행하는 과정에서 필자가 판단하기에 이 아이는 실제로 근시를 갖고 있지 않은 상태라고 생각되었다. 시력 검사 과정에서 시기능 관련 문제와 연관된 이상 증상을 나타내었고,

교정시력이 1.0으로 측정되기는 하지만 정상적으로 교정되지 않는다고 판단되었다. 시기능 관련 검사를 진행하기 위해서는 일정 이상의 시간이 필요하고 여러 장비가 필요하다. 하지만 안과에는 검사를 진행할 수 있는 장비나 시간적 여유가 없었다. 약식으로 간단한 시기능 관련 검사 몇 가지를 진행하였다. 그 결과 시기능 관련 문제로 실제로는 근시를 갖고 있지 않지만 근시를 가진 것처럼 잘 보이지 않는 현상이 나타나는 것을 확인할 수 있었다. 안과에서 시기능 관련 처치를 진행하기는 어렵다. 증상을 완화하기 위해 아트로핀 처방이 이루어지기는 했지만 증상을 완벽히 해결하지는 못했다.

앞에서 말한 경험들처럼 안과에서 시력검사를 받았다는 이유만으로 정확한 시력검사를 받았다고 할 수 없다. 그렇다면 안경원에서 받는 시력검사는 정확할까?

**- 안경원**

안경원에 대한 인식이 그리 좋지 않은 것은 사실이다. 일부 정직하지 못한 안경사들에 의해 오랜 기간 이미지에 좋지 않은 영향을 주었기 때문일 것이다. 안경사를 단순히 판매를 위한 사람으로만 생각하는 경우도 있다. 안경사들은 안경광학과를 졸업하고 국가고시에 합격한 사람에게만 주어지는 안경사 면허증을 취득해야 한다. 면허증을 취득했다는 이유만으로 무조건 전문가라고 할 수 없다. 면허증 취득 후에도 끝없는 학습과 많은 노력을 해야 비로소 전문가로 인정받을 수 있다. 일부 노력하지 않는 안경사와 정직하지 못한 안경사들도 있지만 정확한 시력검사와 편안한 안경을 처방하고 만들기 위해 열심히 노력하는 안경사들도 많다. 모든 안경사를 좋지 못한 시선으로 보지 말아 달라는 것을 먼저 부탁하고 싶다.

안과의사의 경우 안경사보다 대학교와 대학원에서 더 오랫동안 배움의 시간을 갖게 된다. 안과의사는 눈의 전반적인 모든 부분에 대해 많이 다루겠지만, 안경사는 시력과 안경에 대해 안과의사보다 더 전문적이고 폭넓은 배움의 시간을 갖는다. 학업의 초점이 대부분 시력과 안경에 맞춰지기 때문에 오히려 시력과 안경에 대해서는 훨씬 더 많은 배움의 시간을 갖는다. 최근에는 대학원에 진학하여 시력과 안경 그리고 시기능에 대한 전문적인 교육을 받고 훨씬 더 높은 수준의 전문가가 되기 위해 노력하는 안경사들이 늘어나고 있다. 이런 소수의 안경사들은 오히려 안과의사보다 시력과 안경 그리고 시기능에 대한 전문적인 지식을 더 많이 갖고 있다고 할 수 있다.

안경원에서의 시력검사는 안경사에 의해서 진행된다. 우리나라는 안경사 면허증으로 검안사와 안경사 직무를 다 수행할 수 있다. 안과에서 시력검사를 진행하는 검안사들도 모두 안경사이다. 안경사나 검안사의 경우 시력검사에 대한 능력이 서로 다를 수 있다. 1년 차부터 많으면 30년 차 이상까지 시력검사에 대한 경험과 지식의 양이 다르고 또 시력의 질을 결정하는 각자의 기준이 다르다. 경력이 똑같다고 해서 능력이 똑같다고 할 수도 없다. 이것은 안과의사들 역시 마찬가지이다. 그러다 보니 시력 측정 기기에만 의존하여 검사를 진행하는 경우도 있고, 어떤 안경사들은 정확한 시력검사보다는 판매에만 신경을 쓰기도 한다. 안경사 면허증은 취득했지만, 전문 지식 습득을 게을리하여 전문성이 떨어지는 경우도 있다.

안경원에서는 안과에서만큼 시간에 쫓겨 시력검사를 하지는 않는다. 하지만 전문 지식이 떨어지는 안경사라면 정확한 시력검사가 가능할까? 판매에만 신경을 쓰는 안경사라면 가능하겠는가? 필자가 안과나 안경원서 근무해 본 경험에 의하면 안경원에서 시력검사를 받는 것도 여러 문제가 발생할 수 있다. 본인이 착용해야 하는 도수보다 너무 높은 도수를 처방하는 경우, 난시의 방향이 잘못되어 있는 경우, 안경이 잘못 만들어진 경우, 시생활 패턴에 맞지 않는 안경 렌즈를 선택한 경우 등 수없이 많은 문제가 발생할 수 있다. 실제로 안과에 근무하면서 안경원에서 시력검사를 받고 잘못된 안경을 착용하고 있는 사람들을 많이 만났다. 반대로 안과에서 잘못된 안경 처방을 받아 안경원을 방문하는 경험도 많이 했다.

그렇다면 시력검사는 어디에서 받아야 정확하게 받을 수 있다는 말인가?

### - 정확한 시력검사

안과도 문제가 있고 안경원도 문제가 있다면 어디로 가야 정확한 시력검사를 받을 수 있을까? 사실 어느 곳을 방문하더라도 여러 문제가 발생할 가능성이 있다. 사람들은 대부분 어느 안경원, 어느 병원, 어느 안과를 가야 하는지 고민한다. 그리고 소문이 나거나 규모가 큰 병원, 안과, 안경원을 찾아다닌다. 또 동시에 여러 곳을 방문하기도 한다. 그런데 이런 행동들은 정확한 시력검사에 전혀 도움이 되지 않는다.

어디에서 시력검사를 받는지는 중요하지 않다. 안과, 병원, 안경원

그리고 규모가 중요한 것이 아니다. 중요한 것은 '누구에게 시력검사를 받았느냐'이다. 믿을 수 있는 전문가인지, 시력검사에 대한 경험이 풍부하고 많은 전문 지식을 갖고 있는지가 중요하다. 즉, 안과와 안경원 어느 곳이 더 좋은가보다는 누구에게 시력검사를 받았는지를 기준으로 판단해야 한다. 장소가 아닌 시력검사를 하는 전문가가 누구인가, 꼼꼼하게 검사가 이루어졌는지가 중요한 것이다. 정확한 시력검사를 받기 위해서 제일 먼저 해야 할 것은 믿을 수 있는 전문가를 찾는 것이다.

또 한 가지 추천하는 것은 믿을 수 있는 전문가를 찾았다면 이곳저곳 옮겨 다니면서 검사를 받거나 안경을 맞추기보다는 한 곳에서 지속적으로 관리를 받는 것이다. 아이들이나 성인 구분 없이 이 부분은 중요하다. 그 이유는 아이들의 경우 시력 변화에 대한 예측이 일부 가능해지기 때문에 시력 관리에 도움을 받을 수 있다. 성인의 경우 안경 착용자의 시생활 습관이 파악되어 있기 때문에 정확하고 편안한 안경을 처방하는 데 도움이 된다. 또한 40대 이후 나타나는 노인성 변화로 인한 불편한 증상 등을 빠르고 정확하게 확인해 낼 수 있다. 전문가마다 시력판단과 안경 처방의 기준에 차이가 있다. 시력에 변화가 없더라도 기준에 변화가 발생하면 불편한 증상을 유발하는 원인이 될 수 있다.

필자가 추천하는 올바른 시력검사를 방법은 다음과 같다. 첫째, 어느 곳에서 검사를 받느냐가 아닌 누구에게 시력검사를 받았는지, 꼼꼼하게 검사가 이루어졌는지가 중요하다. 둘째, 믿을 수 있는 전문가를 찾았다면 그 전문가에게 꾸준히 관리받는 것이 좋다. 이 두 가지만 지킨다면 정확한 시력검사를 받는 것은 그리 어려운 일이 아닐 것이다. 우리가 흔히 하는 실수는 저렴한 가격만 생각하거나, 소문이나 다른 사람들의 이야기에 휩쓸려서 여기저기 옮겨 다니는 것이다.

## • 1.0이면 정상시력인가요?

안과나 안경원에서 시력검사를 받을 때 교정시력을 1.0까지만 확인하고 마치는 경우가 많다. 안경 처방전을 받기 위해서 또는 안경을 맞추기 위해서 시력검사를 진행할 때도 마찬가지이다. 간혹 시력검사를 진행하다 보면 이런 질문을 받는다.

"선생님 1.0 이상은 안 하나요?"
"왜 1.0까지만 검사하죠? 1.5나 2.0이 보일 수도 있잖아요."

직접적으로 질문을 하지 않더라도 이 부분에 대해 궁금증을 가진 사람들이 많을 것이다. 결론부터 말하자면 1.0이라는 시력은 '이상 없이 잘 보인다'는 기준이 된다. 1.0이라는 시력이 기준이 되는 이유는 1.0이면 의학적으로 큰 문제가 없는 정상시력이라고 판단하기 때문이다. 1.0으로 시력이 측정된 사람은 1.0인 경우도 있지만 1.2나 1.5 또는 2.0의 시력을 갖고 있을 수 있다.

그렇다면 모든 시력검사를 1.0까지만 진행해도 되는 것일까? 아니다. 1.0 이상의 시력도 확인해야 하는 경우가 있다. 바로 안경을 맞추기 위해 정확한 시력검사가 필요한 경우이다. 안과에서 시행되는 시력검사의 대부분은 시력의 이상 유무나 안질환을 확인하기 위함이다. 그러다 보니 교정시력 1.0이 확인되면 정상시력으로 결론을 내리고 검사를 마친다. 하지만 정확한 안경을 위해서는 검사를 받는 사람의 최고 시력을 측정한 뒤 좌우 균형을 맞춘 상태에서 필요하다면 안경 도수를 조정해야 한다. 안경을 맞추어야 하는 상황인데도 이런 절차를 무시하고 1.0까지만 검사를 진행하거나 좌우 균형을 무시하는 경우도 있다. 그리고 새로 착용해야 할 안경이 불편하다는 이유로 별다른 확인 과정 없이 임의로 도수를 조정하는 경우도 있다. 문제는 여기서 발생할 수 있다. 교정시력이 1.0이라고 해서 시력의 질까지 동일하다고 할 수 없다. 물론 좌우 균형을 고려하는 것만으로 정확한 안경을 맞추는 기준이 되는 것은 아니다. 하지만 정확한 안경을 맞추기 위해 가장 기본이 되는 항목 중 하나인 것은 분명하다. 좌우 균형이 맞지 않으면 이후에 진행되는 모든 검사가 잘못된 기준점을 가지고 시행되기 때문이다. 이렇게 맞춘 안경을 착용하고 생활하는 데 불편함이 없다고 할지라도 정확한 안경이라고 말하기 어렵다. 안과나 안경원에서 많이 발생하는 문제이다.

　안경을 착용하는 사람은 시력 변화로 인해 본인에게 맞지 않는 안경이 되는 경우가 대부분이라고 생각한다. 물론 맞는 말이다. 하지만 처음부터 잘못된 시력검사로 인해 본인에게 맞지 않는 안경을 착용하고 있을 수 있다. 일반적으로 시력의 이상 유무와 안질환을 확인하기 위해서는 1.0까지의 교정시력만 확인해도 문제가 없다. 하지만 안경을 맞추기 위한 시력검사라면 1.0 이상의 시력도 고려해야 한다.

### • 시력 측정 기기(ARK)는 정확한가?

안과나 안경원에서 시력검사를 받을 때 대부분 시력 측정 기기를 이용해 1차 검사를 먼저 진행한다. 이 시력 측정 기기를 우리는 ARK 라고 한다. ARK는 Auto Refractor & Keratometer의 약자로 자동 굴절 검사기라고 불리기도 한다. 기기에 턱과 이마를 대고 측정을 시작하면 풍선이나 집 그림(제조사마다 다를 수 있음)을 볼 수 있다. 간혹 시력검사를 진행하다 보면 ARK만 측정하고 '시력이 얼마나 나오나요?'라고 물어보는 사람들이 있다. ARK는 대략적인 굴절이상, 즉 안경 도수를 측정하는 것이지 시력을 측정하는 것은 아니다. 그렇다면 ARK로 측정한 안경 도수 값이 정확할까?

결론부터 말하자면 아니다. 하지만 보통의 사람들은 ARK가 매우 정확하다고 인식하고 있다. 심지어 일부 안과나 안경원에서도 이렇게 생각하는 전문가들이 종종 있다. 그래서 ARK에만 의존해 시력검사를 진행하는 전문가들도 있다. 기기를 제조하는 회사에서 말하는 정확도는 최대 80~90% 정도라고 이야기한다. 하지만 이것은 실제 사람의 눈이 아닌 인위적으로 만들어 놓은 model eye를 측정했을 때의 값을 말하는 것이다. 실제 사람의 눈은 수정체의 조절, 안구 내부의 굴절률, 눈물 상태, 각막 상태, 측정 자세 등 여러 복합적인 요인이 작용해 오차를 일으킨다. 이런 오차들은 착용해야 하는 안경 도수가 높거나 낮게, 또는 난시의 방향이 다르게 측정되는 원인이 된다. 심할 경우 원시인 사람이 근시인 것으로 측정되거나 난시가 없는 사람이 난시를 가진 것처럼 측정되기도 한다. 또 난시가 있는 사람이 난시가 없는 것처럼 측정되는 경우도 있다. 그렇다면 실제 눈에 측정했을 때는 어느 정도의 정확성을 갖고 있을까? 현재 눈의 상태, 질병 유무, 기타 조건에 따라 다르다. 필자가 생각하는 평균적인 정확도는 50~60% 정도라고 생각한다. 그렇다면 ARK를 만드는 회사에서 열심히 연구한 끝에 최신 기술을 장착한 신모델이 나온다면 ARK의 정확도는 올라갈까? 필자의 생각으로는 미세하게 향상될 수는 있으나 높은 정확도를 보이기 힘들다. 아무리 좋은 기술력과 최신의 ARK라고 하더라도 사람 눈의 변수들을 모두 고려할 수 없다. 심지어 측정할 때의 자세도 영향을 미치기 때문이다. 측정할 때 나타나는 변수들이 너무 많고, 모든 사람의 눈은 서로 다른 특성을 갖고 있기 때문에 이 부분은 기술로 해결될 수 없는 부분이라고 생각된다.

과거에 ARK가 처음 도입되고 이 기기를 보유하게 된 안과나 안경원에서 컴퓨터 측정 장비를 도입해 시력을 측정한다고 홍보했다. 과거에 처음 도입되는 신기술이 신기하기도 하고 마치 정확하게 측정되는 것처럼 보였을 수 있다. 그러다 보니 사람들이 컴퓨터로 시력을 측정한다는 생각에 정확하다는 인식을 하게 되었고 ARK에 대한 신뢰가 아직도 이어지고 있는 것 같다. 하지만 수많은 연구와 논문들이 ARK의 오류와 오차를 지적하고 있으며, 이제는 전문가들도 ARK의 정확도를 과거보다 신뢰하지 않는다.

그렇다면 정확한 시력검사는 어떻게 해야 될까? ARK를 측정한 뒤 시력검사표를 보고 안경 렌즈를 넣을 수 있는 안경테를 착용하거나 렌즈를 교체할 수 있는 포롭터를 활용해 검사를 진행한다. 이 과정에서 시력에 대한 정확한 측정과 미세 조정을 한다. 하지만 이 과정은 시력검사를 받는 사람의 협조상태와 검사를 진행하는 전문가의 스킬에 따라 결과가 좌우된다. 특히 검사하는 전문가의 스킬과 전문성이 중요하다. 그렇다면 전문가에 따라 어느 정도의 차이가 있는지 그리고 이렇게 차이가 나는 이유는 무엇인지 궁금할 것이다. 이 내용은 바로 뒷부분에서 다루도록 하겠다.

### • 안경 처방이 왜 다르죠?

새로운 안경을 맞추거나 안경 처방전을 받았을 때를 생각해 보자. 새로 맞춘 안경이나 안경 처방전을 가지고 다른 전문가를 찾아갔을 때 사람들은 이런 질문을 한다.

"안경이 정확한가요?"
"안경이 나에게 맞나요?"
"안경이 잘못되지는 않았나요?"
"안경 처방전대로 안경을 맞춰도 되나요?"

안경을 착용하고 있는 사람이라면 한 번쯤 안경을 맞춘 전문가나 안경 처방전을 적어 준 전문가가 아닌 다른 전문가에게 이런 질문을 해 보았을 것이다. 그때 들었던 답변을 잘 기억해 보자. 들었던 답변 중 이 안경 또는 안경 처방전은 '정확하다'라는 표현을 들어 본 적 있는가? 대부분 들어 보지 못했을 것이며, 주로 들은 답변은 다음과 같을 것이다.

"크게 벗어나지 않아서 착용해도 괜찮습니다."
"오차범위 안에 있습니다."
"착용해도 될 것 같습니다."
"착용하고 불편하지 않다면 착용하셔도 됩니다."
"잘 보이신다면 큰 문제는 없습니다."

이와 비슷한 답변을 주로 듣지 않았는가? 질문을 했을 때 '정확하다'라는 표현의 답변을 원하는 사람들이 대부분일 것이다. 하지만 돌아오는 대답은 두리뭉실한 대답들이었을 것이다. 이런 답변 때문에 '시력검사를 다시 받거나 안경을 다시 맞춰야 하는 것은 아닌가?'라는 생각을 했을 수 있다. 왜 '정확한 안경입니다'라는 답변을 들을 수 없는 것일까?

안과에서 안경 처방전을 받은 후 안경원을 방문해 안경 처방전을 보여 주었더니 시력검사를 다시 해 보자는 권유를 받아 본 적 있을 것이다. 안경 처방전을 가지고 갔으니 거기에 적힌 수치대로 안경을 맞춰 주면 되는 일인데 왜 다시 시력검사를 해 보자고 하는 걸까?

자녀의 시력 관련 문제로 여러 곳의 안과나 안경원을 방문해 시력검사를 받는 사람들이 있다. 그런데 가는 곳마다 시력에 대한 의견이나 안경 처방이 다른 경우가 대부분이다. 도대체 어떤 안경 처방전을 기준으로 안경을 맞춰야 할까? 그리고 이렇게 검사 결과가 다르게 나오는 이유는 무엇일까?

앞에서 언급한 상황들을 보면 일반인들은 누구의 말을 따라야 할지 모르고 혼란만 생길 것이다. 도대체 어떻게 해야 한다는 것인가? 이제부터 이런 현상이 벌어지는 이유와 해결책에 대해 알아보자.

앞에서 시력이 1.0이라고 해서 똑같다고 할 수 없다고 말했다. 가장 큰 이유는 1.0이라고 하더라도 시력의 질에 차이가 나기 때문이다. 흔히 말하는 0.1, 0.5, 0.7이라는 소수시력은 환자의 컨디션, 시력검사표의 종류, 검사실의 환경, 검사자의 기준 등 다양한 원인에 의해 차이가 발생할 수 있다. 여러 요인들이 복합적으로 영향을 미치기도 한다. 시력검사를 받았던 경험을 떠올려 보자. 잘 알아보지 못할 정도로 숫자가 작아지면 확실하게 보고 읽기보다는 대략적인 형태를 보고 찍는 것에 가까워진다. 시력이 좋지 않은 사람이 안경을 착용하지 않고 시력검사를 받게 될 경우 이런 현상은 더 심해지며, 눈을 찌푸리거나 한쪽 눈을 감는 등의 행동을 통해 숫자를 맞히려고 노력한다. 보통 위가 뾰족하면 4, 숫자의 두께가 얇으면 7, 글자가 둥글둥글하면 6이나 8 또는 9로 생각해 답변한다. 근데 이렇게 답변한 숫자가 맞는 경우도 있지만 틀리는 경우도 있다. 검사가 서로 다른 전문가에 의해 여러 번 진행되다 보면 맞는 경우와 틀리는 경우가 다를 것이다. 이렇게 찍는 것에 가깝게 대답한 것을 시력으로 인정할 것인지 확실하게 읽은 것만 시력으로 인정할 것인지는 검사를 진행하는 전문가의 주관적 판단에 따라 다르다. 대부분 5개의 시표 중 3개 이상을 맞추면 해당 시력으로 인정하지만, 이것이 꼭 기준이 되는 것은 아니다. 여러 상황에 따라 그 기준점은 바뀔 수 있으며, 이 판단은 검사를 하는 전문가의 놓이다. 검사실과 시력검사표에 따라서도 자이가 발생한다. 검사실의 밝기나 환경, 시력검사표의 밝기나 종류가 해당된다. 특히 어린 아이들의 경우 검사실의 환경이나 분위기에 따라 많은 차이를 나타낸다. 그리고 부모님이 시력에 대해 민감하게 생각하거나 부모님의 말들이 심리적 위축 상태를 만들어 낮게 측정되는 경우도 많다. 필자는 보통 부모님이 지켜보는 과정에서 시력검사를 진행하는 것이 좋다고 생각하고 그렇게 하고 있다. 하지만 부모님에 의해 아이가 위축되었다고 판단되면 부모님을 밖으로 나가게 한 뒤 아이들을 달래 주며 검사를 진행한다. 그러면 그때서야 여러 답변을 듣게 되는 경우가 많다. 이 외에도 시력 차이를 유발하는 원인은 매우 다양하다. 시력을 정확히 계량화해 수치로 나타내기란 쉽지 않다. 흔히 말하는 0.4, 1.0의 소수시력은 오차가 있을 수 있다고 생각하고 참고용으로 판단해야 한다. 정말 중요한 것은 시력이 아니라 '착용해야 하는 안경 도수에 변화가 있는가?'이다.

그렇다면 안경 처방이 다른 이유는 무엇일까? 안경 처방은 전문가의 기준과 스킬에 따라 많이 좌우된다. 사실 시력검사를 진행하면서 굴절이상을 100% 완벽하게 찾아내는 것은 거의 불가능에 가깝다. 그 이유는 우리가 사용하는 렌즈의 단위가 0.01이 아닌 0.25 단위이기 때문이기도 하다. 0.01 단위로 검사를 진행하더라도 검사를 받는 사람이 미세한 변화를 체감하기 어렵다. 검사를 받는 사람이 숫자를 보고 답변을 하거나 검사를 하는 전문가의 질문에 답변할 때 그리고 검사를 하는 전문가가 답변을 듣고 상태를 판단할 때 각자의 주관적인 생각이 개입된다. 그렇기 때문에 검사를 진행하는 전문가는 완벽한 검사를 한다고 말하기보다 최대한 100% 가깝게 되도록 노력하는 것이다. 똑같은 사람을 검사하더라도 전문가에 따라 다른 기준이 적용될 수 있고 다르게 판단할 수 있다는 이야기다. 따라서 시력검사를 진행하는 전문가의 스킬과 능력이 매우 중요하다. 만약 불가피하게 본인이 착용해야 하는 안경 도수보다 더 낮은 도수의 안경을 착용해야 하는 경우에도 전문가의 주관적인 판단이 많이 개입된다. 이렇게 전문가마다 기준이 다를 수 있는 이유는 사람마다 서로 다른 눈을 갖고 있기 때문이다. 정확히 말하면 모든 사람의 눈이 다르다. 심지어 한 사람의 좌우 눈도 다르다. 여기서 다르다는 표현이 의미하는 것은 여러 가지가 있다. 굴절률, 안구 길이, 각막 상태, 수정체 상태, 유리체 상태 등 수많은 것들이 다르다. 그렇기 때문에 의학적으로나 이론적으로 '이런 경우 이렇게 한다'라는 명확한 규칙을 정하기 어렵다. 따라서 전문가들은 각자의 경험과 스킬에 따라 기준을 정하고 결정하게 된다. 물론 의학적이나 이론적으로 큰 틀이 있고, 그 큰 틀에는 변화가 없다. 하지만 서로 다른 작은 기준 하나하나가 모여 서로 다른 결과를 가지게 되며, 이로 인해 안경 처방이 차이 나게 되는 것이다. 그러다 보니 본인이 직접 검사한 안경이나 안경 처방전이 아니라면 본인의 기준과 다른 부분이 있을 수 있고, 맞지 않는 안경이라고 할 수는 없지만, 본인의 기준에서는 정확한 안경이 될 수 없는 것이다.

그렇다면 어떤 시력검사와 안경 처방을 따라야 할까? 안경을 맞춰야 하는 본인은 답답할 것이다. 누구의 말이 옳은지, 누구의 말을 따라야 할지 쉽게 결정할 수 없다. 필자가 제시하는 해결 방법은 정확한 시력검사 받는 방법과 동일하다. 검사자의 전문성과 스킬을 판단해 믿을 수 있는 전문가라고 생각되는 검사자의 안경 처방을 따르면 된다. 이때 주의할 점은 선택한 전문가에게 지속적인 피드백과 관리를 받는 것이다. 안과나 안경원을 이리저리 옮겨 다니는 것은 옳지 않다. 그 이유는 검사자가 바뀔 때마다 안경 처방의 기준이 바뀌게 되며, 이런 현상은 눈과 뇌에 스트레스를 준다. 이로 인해 불편한 증상이 더 심하게 유발될 수 있다. 그리고 바뀐 전문가에 대한 신뢰가 없어서 조금만 불편한 증상을 느끼면 실제 느끼는 불편함보다 심리적으로 더 심한 증상이 나타난다고 판단할 수 있다.

• 안경은 언제부터 써야 되나요?

　아이들이 안경을 착용해야 한다면 부모님 입장에서는 싫을 수밖에 없다. 나부터도 싫을 것이다. 이건 부인할 수 없으며, 어느 부모님이라도 마찬가지일 것이다. 어떻게 해서든지 안경을 착용을 미루거나 피하고 싶을 것이다. 그렇다면 시력이 어느 정도일 때부터 안경을 착용해야 할까? 대부분의 사람들은 시력이 저하되어 사물을 식별하기 어렵거나 생활에 불편을 느끼는 경우에만 안경을 착용해야 된다고 생각한다. 그러나 꼭 시력이 저하되었을 때만 안경을 착용하는 것은 아니다. 예를 들어, 눈부심이 심한 경우, 눈에 피로를 많이 느끼는 경우, 강한 빛에 자주 노출되는 직업을 가진 경우 등 상황에 따라 안경 착용이 필요할 수 있다. 시력이 저하되었다고 무조건 안경을 착용하는 것 또한 바람직하지 않다. 거짓근시나 시기능 관련 문제가 있을 경우 근시와 유사한 증상이 나타나거나 시력검사 결과가 근시를 가진 것처럼 나타날 수 있다. 이런 증상이 나타날 때 시력이 나빠진 것으로 착각하거나 잘못 진단해 안경을 착용하는 경우도 있다. 이렇게 되면 잘못된 판단으로 착용한 안경이 근시 발생을 유발하거나 진행을 가속화시킬 수 있다. 이런 경우를 제외하더라도 상황에 따라 시력이 저하되었더라도 안경이 필요하지 않을 수 있다.

　'0.7 이하이면 안경을 착용하세요', '3m 이상의 글자가 잘 안 보이면 안경을 착용하세요' 등의 기준을 정할 수 없다. 시력은 주관적 판단에 의해 불편함의 정도가 다르기 때문이다. 동일한 정도의 굴절이상을 갖고 있더라도 느끼는 증상이 다를 수 있다. 아이들의 경우 불편한 증상뿐 아니라 눈의 발달도 고려해야 한다. 0.5, 0.6, 0.7과 같은 소수시력으로만 안경 착용의 필요성을 판단하기보다는 눈의 발달, 굴절이상의 정도, 시력의 질, 시기능 등 여러 부분을 고려해 판단해야 한다.

- **눈에 대한 속설들의 진실**

시력은 한 번 나빠지면 되돌리기 어렵다. 그래서일까? 우리나라에는 유난히 눈과 관련된 속설이 많다. 일부에서는 오래전부터 전해 내려오는 속설들을 믿고 따라 하기도 한다. 그런데 이런 속설들은 정확한 근거 없이 전해지는 경우가 많다. 눈에 대한 속설들은 대부분 입에서 입으로 전해지고 주관적인 견해가 객관적인 것처럼 잘못 전달되는 경우가 많다. 이런 정보를 무턱대고 믿었다가는 오히려 눈 건강을 해칠 수 있다.

간혹 시력검사를 진행하다 보면 이런 속설들을 맹신하는 분들을 볼 수 있다. 잘못된 정보임을 설명해 줘도 믿지 않고, 본인이 알고 있는 속설을 믿는 경우도 있다. 잘못된 속설을 믿고 따라 한다면 오히려 눈 건강에 악영향을 주게 될 것이다. 대표적인 속설 몇 가지에 대해 알아보고 정말 속설들이 정확한 정보인지 확인해 보도록 하자.

**- 어린 나이에 안경을 착용하는 것은 시력에 좋지 않은 영향을 준다 ⇒ NO**

이것은 잘못 알려진 정보이다. 간혹 부모님들이 아이들의 안경 착용을 미루거나 반대하는 경우가 있다. 이런 행동은 눈 건강에 매우 좋지 않다. 안경을 착용하지 않는다고 해서 시력 저하 속도가 느려지거나 시력이 회복되지 않는다. 또한, 안경을 착용했다는 이유만으로 시력이 더 나빠지지 않는다. 안경을 착용하기 시작하면 시력이 더 빠르게 나빠진다고 생각하는 사람들이 많다. 이런 이유로 안경 착용을 최대한 미루려고 노력하기도 한다. 이것은 잘못된 정보이다. 아이들은 시력이 발달하는 시기이다. 안경을 착용하지 않으면 시력 발달과 시기능에 영향을 받을 수 있다. 굴절이상을 미교정할 경우 망막에 선명한 상이 맺히지 않는다. 선명한 상이 맺히지 않으면 뇌에 정확하지 않은 정보를 계속 전달하게 되고 결과적으로 눈과 뇌의 발달에 좋지 않은 영향을 준다. 어린 나이라도 안경이 필요하다면 착용해야 한다. 본인에게 맞는 정확한 안경을 착용한다면 안경을 착용했다는 이유만으로 시력에 좋지 않은 영향을 주지는 않는다.

**- 안경을 착용하면 시력이 더 빨리 나빠진다 ⇒ NO**

이것은 잘못 알려진 정보이다. 앞에서 말한 것처럼 많은 사람들이 안경을 착용하면 시력이 더 빨리 나빠진다고 이해하고 있다. 아이가 안경을 착용해야 한다고 할 때 부모님들이 하는 대표적인 질문 중 하나는 '안경을 착용하면 시력이 더 빨리 나빠진다는데 사실이냐?'는 것이다.

안경은 굴절이상에 의해 망막에 맺히지 않은 초점을 망막으로 이동시키는 역할을 한다. 다른 신체 기관과 마찬가지로 안구도 몸이 성장하는 것과 비례하여 크기가 커지는데, 안구가 일정 이상 커지게 되면 근시가 발생하고 진행된다. 따라서 안경 착용과 동시에 근시가 빠르게 진행하는 것처럼 느껴질 수 있다. 이런 현상은 안경 착용으로 나타나는 증상이 아니다. 안구가 성장함에 따라 근시가 진행되는 것이다. 본인에게 맞는 정확한 안경을 착용한다면 안경을 착용했다는 이유만으로 시력이 더 나빠지지 않는다. 다만, 본인에게 맞지 않는 저교정 또는 과교정 안경을 착용할 경우 안구 성장에 영향을 미칠 수 있기 때문에 근시 진행에도 영향을 줄 수 있다.

- **본인이 착용해야 하는 안경 도수보다 낮게 착용하면 근시 진행을
  늦출 수 있다 ⇒ NO**

이것은 잘못 알려진 정보이다. 과거에 낮은 도수의 안경을 착용하면 근시 진행이 늦춰진다고 생각해 저교정 안경을 처방하는 경우가 간혹 있었다. 일부 연구에서 저교정 근시안경이 근시 진행을 늦추는 데 효과가 있다고 보고하기도 한다. 하지만 이것은 근시 진행을 늦추는 데 큰 도움을 주지 못한다. 영향을 주더라도 그 효과는 떨어지며, 오히려 단점이 더 많다. 낮은 도수의 안경이 먼 곳을 볼 때 흐리게 보이는 상태를 만들어 눈의 피로도를 높이고, 눈의 발달과 시기능에도 좋지 않은 영향을 줄 수 있다. 따라서 본인의 굴절이상에 맞는 정확한 안경을 착용하는 것이 가장 좋은 방법이다. 특히 아이들은 눈과 뇌가 발달하는 시기인 만큼 정기검진을 통해 본인에게 맞는 정확한 안경을 착용하는 것이 좋다.

- **평상시에 안경을 벗고 생활하면 근시 진행을 늦출 수 있고,
  시력이 더 좋아질 수 있다 ⇒ NO**

이것은 잘못 알려진 정보이다. 필요할 때만 안경을 착용하고 평상시에 안경을 벗고 생활하면 근시 진행을 늦출 수 있거나 시력이 좋아질 수 있다는 이야기는 사실이 아니다. 시력 저하로 아이들이 안경을 착용해야 할 경우 부모님들이 이런 질문을 하는 경우가 있다. "필요할 때나 공부할 때만 안경을 착용해도 되나요?" 물론 초기근시의 경

우 상황에 따라 문제가 없을 수도 있다. 안경을 벗고 생활하게 되면 흐리게 보이는 상태로 적응해 가는 과정에서 마치 시력이 더 좋아진 것 같은 느낌이 들 수 있다. 하지만 이것은 단지 느낌이다. 안경을 벗고 생활을 하면서 흐리게 보이는 상태를 유지하게 되면 오히려 시력의 질이 점차 나빠질 수 있고 약시로 발전될 수 있다. 또한 눈의 피로도를 높여 눈과 뇌 건강에 좋지 않은 영향을 주게 된다. 안경을 착용해야 한다면 지속적으로 착용하는 것이 좋으며, 안경 착용 여부는 전문가와 상의해 결정하는 것이 좋다.

**- 원시가 있는 아이들은 나중에 안경을 벗고 생활할 수 있을 정도로 시력이 좋아질 수 있다 ⇒ YES or NO**

이것은 맞는 정보가 될 수도 있고 틀린 정보가 될 수도 있다. 원시가 있는 아이들은 안경을 벗고 생활할 수 있을 정도로 시력이 좋아질 수 있다. 하지만 모든 아이들이 안경을 벗을 정도로 회복되는 것은 아니다. 아이의 현재 상태와 관리를 어떻게 하느냐에 따라 결과에 많은 차이가 있을 수 있다. 원시 회복과 관련된 이야기는 8장에서 자세히 다루도록 하겠다.

**- 어릴 때 나타나는 사시는 자라면서 정상이 된다 ⇒ NO**

이것은 잘못 알려진 정보이다. 사시에는 여러 종류가 있다. 하지만 사시의 종류와 관계없이 자연스럽게 정상으로 돌아가지는 않는다. 사위도 마찬가지이다. 예외적으로 원시와 관련된 사시의 경우 원시 회복 여부와 관련되어 증상이 호전될 수 있다. 간혹 부모님들이 자신의 아이가 사시인 것 같다고 안과를 방문하는 경우가 있다. 동양인은 미간 발달이 늦기 때문에 미간이 넓은 아이들이 많다. 넓은 미간으로 인해 육안으로 관찰 시 내사시를 갖고 있는 것처럼 보이기도 한다. 이것은 거짓내사시 증상이다. 거짓내사시는 별다른 치료를 필요로 하지 않으며, 성장과정에 의해 자연스럽게 회복된다.

### - 안경을 오래 착용하면 눈이 튀어나온다 ⇒ NO

이것은 잘못 알려진 정보이다. 많은 사람이 안경을 오래 착용하면 눈이 튀어나오는 것으로 생각한다. 그런데 안경을 오래 착용한 사람들을 보면 간혹 실제로 눈이 튀어나온 것처럼 보이기도 한다. 그러나 안경을 착용한 기간이 길다고 해서 눈이 튀어나오는 것은 아니다. 물론 근시로 인해 시력이 많이 나빠진 경우 정상인보다 약간 돌출된 경우가 있지만, 이 같은 현상은 안경을 착용하지 않아도 마찬가지이다.

일반적으로 일정 나이가 되면 안구 성장이 멈추는데 근시의 90%는 안구 성장이 멈추지 않고 성장기 동안 계속 진행된다. 그러나 이것 때문에 눈이 튀어나와 보이는 현상은 매우 드물다. 안경을 오래 착용한 사람의 눈이 튀어나와 보이는 것은 안경 렌즈에 의해 빛이 굴절되어 육안으로 관찰 시 튀어나와 보이는 효과가 있을 수도 있고, 안경 렌즈의 자외선 차단 효과로 인해 햇볕을 받지 못한 눈 주위가 다른 부위에 비해 선명하게 보이는 데 기인한다고 볼 수 있다.

## Chapter 7

근시 진행 늦추는 방법은?

## ⋯ 근시 진행 늦추는 방법은?

"근시 진행을 멈추려면 어떻게 해야 되나요?"

근시를 갖고 있는 자녀를 둔 부모님이라면 누구나 궁금해할 수 있는 질문이다. 필자 또한 이런 질문을 많이 받는다. 사실 근시가 완전히 진행되지 않도록 할 수 있는 방법은 없다. 다만 근시 진행 속도를 늦추는 데 도움을 줄 수 있는 방법이 존재한다. 간혹 과장 광고나 잘못된 소문 또는 긍정적인 정보만 듣고 피해를 보거나 잘못된 정보를 사실로 굳게 믿고 있는 사람들이 있다. 단순히 어떤 행동이나 약물 등을 사용해 근시 진행을 완전히 멈춘다는 것은 의학적으로 어렵다. 근시가 진행되지 않는다는 것은 안구의 전후 길이, 즉 안구 크기를 통제할 수 있다는 이야기가 된다. 만약 이게 가능하다면 의학적 발전으로 키도 원하는 만큼 커질 수 있는 상황이 될 것이다. 최근 여러 방법으로 약간의 성장 유도는 가능하지만, 키를 원하는 만큼 키울 수는 없다. 눈도 마찬가지다. 안구 크기를 마음대로 조절할 수 없다. 여기서는 근시 진행을 늦추는 데 도움이 되는 방법에는 어떤 것들이 있는지 살펴보고, 나에게 맞는 방법은 무엇인지, 어떤 방법이 가장 효과적인지 알아보도록 하겠다.

## • 야외 활동

근시 진행 속도를 늦추는 데 도움이 되는 방법 중 가장 쉽게 접근할 수 있는 것은 야외 활동이다. 많은 연구에서 반복적인 야외 활동이 근시 발생과 진행 속도를 늦추는 데 도움이 되는 것으로 보고하고 있다. 하지만 야외 활동이 어떤 작용에 의해 근시 발생과 진행에 영향을 미치는지 정확히 밝혀내지는 못하고 있다. 햇빛에 일정 시간 노출되면 비타민D 합성이 발생하는 현상이 긍정적인 영향을 미친다는 주장과 햇빛에 노출되었을 때 성장을 조절하는 도파민과 같은 물질이 망막에서 분비되는데 이때 긍정적인 영향을 받는다는 주장이 가장 많은 지지를 얻고 있다. 또 한 가지 주장은 햇빛이 있는 밝은 곳에서는 동공 크기가 줄어들기 때문에 초점심도가 깊어져 흐림 현상이 줄어들고 망막에 비교적 선명한 상을 맺기 때문이라는 것이다. 조도가 밝을수록, 일정 시간 이상 반복적으로 시행할수록 효과가 좋은 것으로 보고되고 있다. 근시 발생과 진행 속도를 늦추는 데 도움을 받기 위해서는 하루에 1시간 이상씩 햇빛이 있을 때 야외 활동을 하는 것이 권장된다. 야외 활동은 누구나 쉽게 접근할 수 있지만 매일 반복적으로 시행하는 것이 어려울 수 있다. 그리고 야외 활동의 효과를 객관적으로 평가하기 어려운 부분도 존재한다.

### • 안경을 활용하는 방법

 안경을 활용해 근시 진행을 늦추는 데 도움을 받을 수 있다. 물론 모든 안경이 도움이 되는 것은 아니다. 근시완화 안경 렌즈가 근시 진행 속도를 늦추는 데 도움을 줄 수 있다. 그렇다면 이 렌즈를 사용하면 모두 효과를 볼 수 있을까?

 결론부터 말하자면 그럴 수도 있고 아닐 수도 있다. 부모님들에게는 다소 실망스러운 답변이 아닐까 생각된다. 하지만 아직 실망하기에는 이르다. 그 이유는 시력과 시기능 검사를 통해 효과를 볼 수 있는지 대략적인 판단이 가능하기 때문이다. 근시의 발생 원인, 굴절이상의 정도, 안구 성장 속도, 시기능 상태, 시생활 습관 및 환경, 나이 등 여러 부분을 고려해 안경 렌즈를 처방해야 한다. 근시완화 안경 렌즈의 종류도 다양하다. 제품을 생산하는 회사에 따라 서로 다른 설계 방법과 디자인을 갖고 있다. 현재 상태, 시기능 상태, 시생활 습관 등 여러 부분을 고려해 렌즈를 선택해야 한다. 하지만 이런 부분을 고려하지 않고 판매자가 특정 제품을 추천하거나 구매자가 주변에서 특정 제품이 좋다는 이야기만 듣고 구매하는 경우가 많다. 근시완화 안경 렌즈를 사용한다고 해서 무조건 효과가 나타나는 것이 아니다. 효과를 본다고 해도 평균 이하의 효과가 나타날 가능성이 높다.

 필자의 경험 한 가지를 이야기해 보겠다. 안경원에서 근무하고 있을 때의 일이다. 만 12세의 아이가 안경을 새로 맞추기 위해 부모님과 함께 방문했다. 학생은 이미 근시완화 안경 렌즈를 사용하고 있었다. 하지만 부모님은 걱정이 있었다. 안경을 처음 착용하기 시작했던 초등학교 1학년 때부터 안과에서 권유하는 방법을 모두 다 시도해 보았고 근시완화 안경 렌즈도 사용해 보았지만, 아이의 근시는 계속해서 진행되고 있었기 때문이다. 부모님과 이야기를 해 보니 시도해 보지 않은 방법이 없을 정도였다. 정확한 아이의 상태를 파악하기 위해 문진과 시력검사를 진행하고 난 뒤 아이의 문제점을 하나 알게 되었다. 근시가 빠르게 진행되는 것을 막기 위해 여러 노력은 했지만, 아이의 현재 상태를 정확하게 이해하지 못하고 무조건 여러 방법을 적용한 것이 크게 효과를 보지 못한 이유였다. 현재 아이가 착용하고 있는 근시완화 안경 렌즈는 A사의 제품이었지만 검사 결과 B사의 근시완화 안경 렌즈가 이 학생에게는 더 좋은 효과를 볼 수 있는 상황이었다. 부모님에게 아이의 현재 상황에 대해 설명하고 B사의 근시완화 안경 렌즈 착용을 권유하였다. 그리고 안경 렌즈를 올바르게 사용하는 방법과 시생활 습관을 올바르게 변화시켜야 한다는 것을 설명하였다. 아이는 안경 렌즈 도수 변화 없이 18개월 이상 착용이 가능했다. 이후 필자가 이직을 하게 되어 직접 확인해 볼 수 없었지만 다른 전문가에게 근시 진행 속도도 느려졌으며, 잘 관리되고 있다는 이야기를 전해 들었다.

물론 앞의 예처럼 본인에게 맞는 근시완화 안경 렌즈를 선택했다고 해서 장기간 시력 변화가 나타나지 않는 것은 아니다. 하지만 본인에게 맞는 제품을 선택했을 때 훨씬 더 좋은 효과를 볼 수 있다. 사실 근시완화 안경 렌즈에 대한 부모님들의 평가는 호불호가 갈린다. 이것은 대부분 잘못된 선택에 의해 효과를 보지 못했기 때문이다. 근시완화 안경 렌즈가 적합하지 않은 상태에서 선택을 했거나 현재 상황에 맞는 제품을 선택하지 못했기 때문이다. 올바른 사용 방법을 이해하지 못하거나 잘못된 시생활 습관을 유지하는 경우도 효과에 영향을 미칠 수 있다.

· 드림렌즈를 아시나요?

드림렌즈는 안과에서 근시를 가진 아이들에게 권하는 방법 중 하나이다. 드림렌즈의 원리와 효과에 대해서 알아보도록 하자.

드림렌즈는 잠을 자는 동안 착용한다. 렌즈가 각막을 눌러 모양을 변화시키게 되는데, 이렇게 변화된 각막 모양에 의해 시력이 교정된다. 이때 변형된 각막은 라식, 라섹 수술을 받은 형태와 유사하다. 각막 중심 부분을 기준으로 일정 범위만 모양이 변화된다. 각막 모양 변화는 망막에 맺히는 초점 위치도 변화시킨다. 망막에 맺히는 초점 위치를 변화시킴으로써 안구 성장 자극을 줄여 근시 진행 속도를 늦추는 원리이다. 전문가의 기준에 따라 조금씩 차이가 있지만 매일 착용을 원칙으로 하며, 약 2년 정도 착용 후 교체한다.

그렇다면 드림렌즈를 사용하면 근시 진행 속도를 늦추는 데 도움을 받을 수 있을까? 결론은 그럴 수도 있고 아닐 수도 있다. 현재 상태에 따라 드림렌즈 착용 가능 여부가 달라질 수 있으며, 효과에도 차이가 있다. 근시가 발생하고 진행된 원인, 굴절이상의 정도, 시생활 습관 및 환경, 시기능 상태, 각막 상태, 눈꺼풀 상태, 안구건조증, 수면 자세 및 습관, 나이 등 다양한 부분을 고려해야 한다. 드림렌즈도 근시완화 안경 렌즈와 마찬가지로 제조회사에 따라 서로 다른 설계 방식과 디자인을 갖고 있다. 필자가 안과에 근무할 때 간혹 ○○회사의 드림렌즈를 취급하는지 문의하는 전화를 받았다. 그러면 나는 이유를 물어본다. 대부분 '주변에서 좋다는 이야기를 들었거나 인터넷에 찾아보니 그 회사의 제품이 좋다고 해서요'라고 대답한다. 필자는

"물론 그 회사의 제품도 좋지만, 좋은 효과를 보기 위해서는 본인에게 맞는 렌즈를 선택해야 한다"라고 설명한다. 주변에서 좋은 효과를 보았다고 해서 모두 동일한 효과가 나타나는 것이 아니다. 오히려 평균 이하의 효과가 나타날 수 있다는 점에 주의해야 한다.

드림렌즈는 각막 모양을 변형시켜 시력을 교정하는 방법이기 때문에 안경 없이 생활하니까 안경보다 더 편하다고 생각할 수 있다. 하지만 여기에는 잘 알지 못하는 단점이 숨어 있다. 이 단점들은 크게 여섯 가지로 나눌 수 있다.

첫째는 교정시력이 매일 달라질 수 있다는 것이다. 어느 날은 잘 보이고, 어느 날은 잘 보이지 않거나 한쪽 눈만 잘 보이는 상황이 발생할 수 있다. 좌우 교정시력 차이도 매일 달라질 수 있다. 어느 날은 오른쪽, 어느 날은 왼쪽이 더 잘 보일 수 있다. 이런 증상이 나타나는 이유는 잠을 자는 동안 드림렌즈 위치에 변화가 발생할 수 있기 때문이다. 각막 중심 부분이 아닌 다른 위치에서 각막을 누를 경우 망막에 맺히는 초점 위치도 변화된다. 이런 현상은 교정시력 저하, 시력의 질 저하, 의도하지 않은 굴절이상 발생 등의 원인이 된다. 드림렌즈 착용 후 일상생활에 불편함이 없다고 느낄 수 있지만 의도하지 않은 굴절이상이 유발되기도 한다.

둘째는 난시교정이 비교적 안정적이지 않다는 것이다. 난시는 각막전면과 후면의 모양, 수정체의 위치와 전후면의 모양에 의해 대부분 결정된다. 하지만 드림렌즈는 각막 전면부 모양을 변형시켜 시력을 교정하기 때문에 난시교정이 제한적이다. 난시교정용 드림렌즈가 출시되기는 하지만 일반적인 콘택트렌즈와는 시력교정 방법이 전혀 다르다. 렌즈가 난시를 직접적으로 교정하는 방법이 아니다. 드림렌즈 크기를 크게 만들어 이탈을 방지하는 원리이다.

셋째는 드림렌즈 교체 시점에 발생한다. 보통 2년마다 드림렌즈를 교체하는데 변형된 각막이 정상적인 형태로 되돌아온 뒤에 정확한 검사를 진행할 수 있다. 각막이 되돌아오는 기간은 아이들에 따라 다르다. 짧게는 2주, 길게는 1개월 이상의 시간이 소요된다. 시력이 되돌아오는 시간보다 각막이 정상적으로 되돌아오는 시간이 더 많이 소요된다. 이 기간에는 드림렌즈를 착용하지 못하며, 본인의 시력으로 점차 되돌아오기 때문에 불편을 느끼게 된다. 저교정 안경 또는 이전에 착용하던 안경을 임시로 사용하게 된다. 각막이 되돌아오는 과정에서 시력이 변화기 때문에 정확한 안경을 착용하기 어렵다. 일부에서는 드림렌즈 효과를 과장하기 위해 각막이 완벽히 되돌아오기 이전에 시력검사를 진행하기도 하기 때문에 주의가 필요하다.

넷째는 삭막 상저나 각막염이 발생할 수 있다. 잠을 자는 동안 자극이 가해지거나 눈을 비빌 경우 문제가 발생할 위험이 있다. 각막 상처나 각막염이 발생하면 완벽하게 회복될 때까지 드림렌즈를 착용할 수 없다. 따라서 이 기간에는 안경 착용이 필요하다. 심한 각막염은 시력에 영향을 미칠 수 있기 때문에 주의해야 한다.

다섯째는 드림렌즈를 착용할 수 있는 굴절이상의 정도가 정해져 있다. 굴절이상의 정도, 각막 모양, 난시의 정도, 눈꺼풀 상태 등 여러 사항에 따라 착용 가능 여부가 달라질 수 있다. 무리한 착용 시도는 오히려 부작용 위험을 높이고 시생활의 질을 저하시키는 원인이 될 수 있기 때문에 주의해야 한다.

여섯 번째는 리바운드 현상이 나타날 수 있다는 것이다. 리바운드 현상이란 진행하지 못했던 근시가 드림렌즈 사용을 중단한 뒤 빠른 속도로 진행하는 현상이다. 드림렌즈 리바운드 현상을 예방하거나 완화할 수 있는 특별한 방법은 아직 밝혀지지 않았다.

드림렌즈를 착용하면 근시가 전혀 진행되지 않는 것처럼 설명하는 일부 전문가들도 있다. 하지만 이것은 잘못된 정보이다. 어디까지나 근시 진행 속도를 늦추고 시력을 교정하기 위한 목적으로 사용하는 것이다. 정상적인 시력교정 효과와 근시 진행 속도를 늦추기 위한 효과를 보기 위해서는 피팅이 중요하다. 피팅이란 드림렌즈를 착용자의 눈에 맞추는 과정이다. 검사한 수치대로 착용자에게 맞는 것을 사용하면 된다고 생각할 수 있지만 그렇지 않다. 여러 사항들이 고려되어야 하며, 복잡한 과정이 필요하다. 정확한 위치에서 각막을 눌러 모양을 변형시키는 것이 중요하기 때문에 드림렌즈 피팅은 가장 중요한 요소이다.

필자의 경험 한 가지를 이야기해 보겠다. 안과에서 근무하고 있을 때의 일이다. 드림렌즈를 착용 중인 만 10세의 아이가 방문했다. 아이는 다른 지방에 거주하다가 이사를 오게 되었다고 했다. 드림렌즈 착용을 시작한 것은 3년 정도 되었으며, 3년 동안 드림렌즈를 3번 교체한 것으로 확인되었다. 현재 착용 중인 드림렌즈는 교체한 지 약 6개월 정도가 된 상태였다. 그런데 시력검사 결과 문제가 있는 것으로 확인되었다. 교정시력은 0.8로 측정되었으며, 시력의 질도 매우 떨어지는 상황이었다. 드림렌즈 손상 여부를 확인했지만 큰 문제를 찾지는 못했다. 드림렌즈 착용 후 위치 및 움직임을 확인하는 과정에서 문제가 발견되었다. 피팅과 관련된 문제로 판단되었다. 현재 착용 중인 드림렌즈로는 정상적인 시력교정이 어렵다고 판단되었기 때문에 현재 상황을 부모님에게 설명드렸다. 새로운 드림렌즈를 맞추기 위해 드림렌즈 착용 중단을 결정하고 4주 후 재방문을 요청드렸다. 아이가 재방문을 했을 당시 70~80% 정도 각막이 회복된 상태였지만 정확한 검사를 위해서는 시간이 더 필요했다. 최종적으로 아이는 6주가 지난 뒤에 각막이 완벽히 정상적인 형태로 되돌아왔다. 피팅을 위해 여러 검사를 진행한 뒤 새로운 드림렌즈를 맞추게 되었다. 착용을 시작하고 2주 뒤에 방문했을 때 교정시력이 1.0까지 정상적으로 측정되는 것을 확인할 수 있었다. 그리고 2년 동안 별다른 문제 없이 착용이 가능했으며, 드림렌즈를 교체하기 위한 검사를 진행했지만 시력에도 큰 변화가 없는 것으로 확인되었다.

드림렌즈 착용을 결정할 때는 주의해야 할 점이 있다. 많은 분들이 아이에게 안경을 씌우기 싫어서 선택하는 경우가 많다. 지금 당장 안경을 착용해야 하는지, 착용하지 않아도 되는지가 중요한 것이 아니다. 최종적인 목적은 아이의 근시 진행 속도를 늦춰서 성인이 되었을 때 비교적 낮은 근시를 갖기 위한 것이다. 따라서 드림렌즈가 아이에게 가장 효과적인 방법인지 판단해 착용을 결정하는 것이 중요하다.

- **아트로핀**

　약물을 사용해 근시 진행 속도를 늦추는 방법도 있다. 아트로핀이라는 성분을 사용하는 것이다. 아트로핀은 마취제, 해독제, 항부정맥제, 산동제, 부감신경억제제 등의 목적으로 사용되는 성분이다. 안과에서는 주로 산동제와 부교감신경억제제의 목적으로 사용된다. 질환의 진단과 경과 관찰 또는 치료나 수술 과정에서 동공을 크게 만들어야 할 경우 사용된다. 조절을 마비시켜 정확한 굴절이상을 확인하기 위한 조절마비굴절검사에서도 사용된다. 과거부터 아트로핀이 근시 진행 속도를 늦추는 데 효과가 있는 것은 연구를 통해 확인했지만 여러 부작용 위험과 사용 후 눈의 변화 그리고 시생활의 불편함 때문에 사용하지 않았다. 최근 저농도 아트로핀을 사용할 경우 부작용 위험을 낮출 수 있다는 것을 확인하고 사용을 시작한 것이다. 우리나라에서는 2020년 11월 사용이 승인되었지만 모든 아트로핀 성분의 제품이 사용 가능한 것은 아니다. 라이트팜텍사의 0.125%의 마이오가드 제품만 근시 진행 속도를 늦추는 목적으로 사용이 승인된 상태이다. 몇몇 제약회사들이 아트로핀 제품의 출시를 준비 중이라는 이야기가 있으며, 라이트팜텍사에서는 추가제품을 출시하기 위해 임상시험을 진행 중이다.

　연구에 따르면 높은 농도의 아트로핀을 사용할수록 근시 진행 속도를 늦추는 데 좋은 효과가 있는 것으로 보고되고 있다. 하지만 여기에는 주의할 점이 있다. 사용 농도가 높아질수록 부작용 발생 위험이 높아지며, 눈에 더 많은 변화로 시기능 저하 현상이 발생해 시생활에 더 많은 불편을 느낄 수 있다는 것이다. 주로 사용되는 농도는 0.01~0.05%이며, 필요에 따라 더 높은 농도를 사용하기도 한다. 앞에서 말한 것처럼 아트로핀 사용 후에는 눈에 많은 변화가 나타나기 때문에 사용 전 충분한 이해가 필요하다.

아트로핀을 사용하면 부교감신경에 영향을 주어 동공이 커지고, 동공 반응이 사라지며, 조절 기능이 저하되는 현상이 가장 먼저 나타난다. 사라진 동공 반응과 커진 동공으로 인해 대부분의 아이들이 눈부심을 느끼게 된다. 착용하게 될 안경 렌즈에 약한 색을 넣을 경우 눈부심 증상을 줄이는 데 도움을 받을 수 있다. 조절 기능 감소로 인해 가까운 곳을 볼 때 불편을 느끼기도 하며, 일부에서는 가까운 곳을 보기 위한 별도의 안경이 필요한 경우도 있다. 가까운 곳을 보는 데 문제가 없다고 생각되더라도 정상적인 시기능을 갖고 있다고 판단하기 어렵다. 아트로핀 사용 후 나타나는 증상은 아이들에 따라 전혀 다를 수 있다. 대부분의 증상은 시기능과 관련된다. 가까운 곳이 불편함, 장시간 녹서가 어려움, 안구 통증, 눈부심, 두통, 교정시력 저하, 시력의 질 저하, 눈물 흘림 등이 있다. 저농도를 사용하기 때문에 발생 확률이 낮기는 하지만 성분 자체의 부작용 위험도 존재한다. 피부 트러블, 현기증, 불안 증상, 떨림, 운동장애, 우울증 등의 전신적 부작용이 해당된다. 이 외에도 항무스카린 작용과 연관된 부작용 위험도 있다. 섬망, 고혈압, 저혈압, 정신상태 변화, 발작, 붉은 피부, 구강건조, 배변 축소 등이 해당된다. 아트로핀 사용을 중단했을 때 리바운드 현상이 발생할 가능성도 존재한다. 아트로핀의 경우 테이퍼링을 통해 사용 농도를 점차 감소시킬 경우 리바운드 현상 발생 가능성 또는 정도를 줄이는 데 도움이 되는 것으로 보고되고 있지만 완벽한 해결 방법이라고 할 수 없다. 필자가 안과에 근무하면서 직접 확인한 부작용들은 눈부심, 교정시력 저하, 시력의 질 저하, 내사시 발생, 소화기관 장애, 가까운 곳이 잘 보이지 않음, 독서가 어려움, 주의가 산만해짐, 두통, 안구 통증 등이 있다.

아트로핀 사용을 시작한 뒤에는 성장기를 마치는 시기까지 장기간 사용할 것을 권유한다. 연구에 따르면 사용을 중단한 후 재사용했을 때 효과가 안정적이지 않고 저하된다고 보고하고 있다.

- **마이사이트 렌즈**

　소프트 콘택트렌즈를 사용해 근시 진행 속도를 늦추는 데 도움을 받는 방법도 있다. 마이사이트 렌즈이다. 일반적인 소프트 콘택트렌즈와는 전혀 다른 구조로 이루어져 있다. 다초점 콘택트렌즈와 유사한 형태로 중심 부분은 먼 곳을 보기 위한 굴절력이 존재하며, 주변부로 갈수록 굴절력이 점차 변화된다. 주변부 굴절력 변화로 망막에 맺히는 초점 위치를 변화시켜 안구 성장 자극을 덜 받을 수 있도록 하는 원리이다. 소프트 콘택트렌즈이기 때문에 제거를 한 뒤에는 안경을 착용해야 한다. 하루 8시간 이상 착용할 것을 권장하고 있다. 마이사이트 렌즈는 일회용 제품이기 때문에 별도의 관리가 필요하지는 않다. 어렸을 때부터 장시간 소프트 콘택트렌즈를 착용해야 한다는 단점이 있다. 소프트 콘택트렌즈 장기착용으로 인한 부작용 위험과 유사하다. 대표적으로 결막염, 각막염, 각막 상처, 각막부종, 각막혼탁, 신생혈관, 각막민감도 저하, 안구건조증 등이 해당된다. 부작용 발생 위험을 줄이기 위해서는 착용 기간과 시간에 변화를 주어야 한다. 하지만 착용 기간과 시간 변화는 근시 진행 속도를 늦추는 효과에 직접적인 영향을 줄 수 있기 때문에 주의해야 한다.

## • RGP렌즈를 사용하는 방법

'RGP렌즈'라고 들어 본 적 있는가? 많은 사람이 처음 들어 본다는 반응을 나타낼 것이다. 그렇다면 혹시 '하드렌즈'라는 말을 들어 본 적 있는가? 아마도 RGP렌즈보다는 하드렌즈라는 말을 들어 본 사람이 더 많을 것이다. 하드렌즈의 한 종류인 RGP 렌즈는 과거의 하드렌즈와 비교해 착용감과 시력교정 효과 그리고 산소투과율 등이 월등히 좋아진 렌즈라고 설명할 수 있다. RGP렌즈가 근시 진행 속도를 늦추는 효과가 있다는 것은 조금 생소할 수도 있다. RGP렌즈는 보통 고도근시, 고도난시, 렌즈를 매일 착용하거나 장시간 착용이 필요한 사람들이 주로 사용한다. 이런 RGP렌즈가 근시 진행 속도를 늦추는 역할을 할 수 있을까?

결론부터 말하자면 RGP렌즈도 근시 진행 속도를 늦추는 데 도움을 줄 수 있다. 물론 근시 진행 완화 렌즈나 드림렌즈 그리고 아트로핀만큼의 효과는 아니지만, 이것들과 비교해 20~30% 정도의 효과를 갖고 있다. 물론 효과가 떨어지기 때문에 근시 진행을 완화해 주려는 목적 하나만으로 RGP렌즈를 권유하지는 않는다. 근시 진행 완화 렌즈나 드림렌즈를 사용하지 못할 만큼 근시가 진행된 경우, 고도난시로 진행했거나, 안경을 착용하지 못하는 경우 등 여러 상황에서 차선책으로 적용할 수 있는 방법 중 하나이다.

RGP렌즈의 장점은 소프트 렌즈보다 장시간 착용이 가능하고 매일 착용이 가능하다는 것이며, 고도근시나 고도난시 교정에 효과적이라는 것이다. 이 외에도 RGP렌즈는 많은 장점을 갖고 있다. RGP

렌즈 역시 피팅이 중요하다. 피팅에 의해 시력교정 효과, 시력의 질, 착용감, 부작용 발생 위험 등이 달라진다. RGP렌즈 피팅도 단순히 수치를 맞추는 작업이 아니다. 눈꺼풀의 상태, 각막의 상태, 굴절이상의 상태, 눈물의 질 등 여러 사항들을 고려해야 한다.

### • 가장 효과적인 방법은?

　부모님들의 첫 번째 희망은 사랑하는 자녀가 안경을 착용하지 않고 생활하는 것이다. 근시가 발생했다면 그다음 희망은 근시가 더 이상 진행되지 않는 것이다. 원시를 가진 자녀를 둔 부모님은 자녀의 원시 도수가 낮아지기를 희망할 것이며, 약시를 가진 자녀를 둔 부모님은 자녀의 약시가 빨리 치료되기를 원할 것이다. 원시와 약시에 대한 이야기는 8장에서 자세히 다루도록 하겠다.

　필자의 경험으로는 질병이나 기타 특별한 경우를 제외하면 근시 진행 속도를 늦추는 데 또는 원시 도수가 낮아지는 데 그리고 약시를 치료하는 데 도움이 되는 본인에게 맞는 방법이 한 가지 이상 존재한다. 좋은 효과를 보기 위해서는 본인에게 맞는 방법을 선택하는 것이 중요하다. 따라서 특정 방법이 가장 좋은 방법이라고 말하기 어렵다.

　근시 진행 속도를 늦추는 방법을 선택할 때는 다양한 부분을 고려해 가장 효과적이고, 비교적 편안한 시생활을 유지할 수 있는 방법을 선택해야 한다. 고려해야 될 사항으로는 굴절이상의 정도, 굴절이상의 발생 원인, 안구 성장 속도, 각막 모양, 시기능 상태, 적응증, 나이, 시생활 습관 및 환경, 눈꺼풀 상태, 평균 동공 크기 및 반응 정도 등이 있다. 근시 진행 속도를 늦추는 방법들은 성장기를 마치는 시기까지 장기간 사용할 것을 권장하기 때문에 장기적인 사용 측면도 고려해야 한다. 방법을 선택할 때 또 한 가지 중요한 것은 부모님이 현재 아이의 상태에 대해 정확히 이해해야 한다는 것이며, 방법 사용 후 나타날 수 있는 문제나 부작용에 대한 이해도 충분히 이루어져야 한다는 것이다. 아이들의 시력과 시기능은 학습 능력과 직접적으로 연관되기 때문에 신중한 선택이 중요하다. 다른 사람의 경험담, 주변의 추천, 장점만을 생각해 방법을 선택하는 것은 올바른 선택이 아니다. 특정 방법을 사용한다고 해서 무조건 평균 이상의 효과가 나타나는 것이 아니다. 근시 진행 속도를 늦추는 방법들에 대한 연구를 살펴보더라도 평균 이상의 효과가 나타나는 대상자들이 있는 반면 평균 이하의 효과가 나타나는 대상자들도 있다. 잘못된 선택은 평균 이하의 효과가 나타나는 결과로 이어질 수 있으며, 나아가 시생활의 질을 저하시키는 원인이 될 수 있다.

# Chapter 8

## 아이들 원시 좋아질 수 있나요?

## … 아이들 원시 좋아질 수 있나요?

• 약시 치료 방법

　3장에서 약시에 대해 알아보았다. 약시란 양쪽 눈의 교정시력이 0.2 이상 차이 나거나 양쪽 눈 모두 정상적으로 시력이 교정되지 않는 상태를 이야기한다. 약시를 유발하는 가장 대표적인 원인 중 하나는 원시이다. 아이들이 교정이 필요한 정도의 원시를 갖고 있을 경우 약시를 동반하는 경우가 많다. 약시는 발생 원인에 따라 치료 방법은 다르게 적용될 수 있지만 가장 기본적인 치료 방법은 굴절이상의 교정이다. 굴절이상을 교정해 망막에 비교적 선명한 상을 맺어 눈이 정상적으로 발달할 수 있도록 도움을 주어야 한다. 상황에 따라 부가적인 치료 방법이 적용될 수 있다. 부가적인 치료 방법에는 가림 치료, 아트로핀 치료, 시기능 관리가 있다.
　가림 치료란 비교적 시력이 좋은 눈을 가려서 시력이 좋지 않은 눈을 사용할 수 있도록 만드는 치료 방법이다. 가림 치료에서 중요한 것은 가리는 시간과 기간이다. 가리는 시간이 많다고 해서 좋은 효과가 나타나는 것이 아니다. 오히려 가리는 시간이 필요 이상으로 길어지면 시력이 좋은 눈의 기능이 저하되거나 약시가 발생될 위험이 있다. 아트로핀 치료도 가림 치료와 유사하다. 비교적 시력이 좋은 눈에 아트로핀을 사용해 시력이 좋지 않은 눈을 더 많이 사용할 수 있도록 만드는 치료 방법이다. 가림 치료 진행이 어려운 상황일 경우 아트로핀 치료로 대체할 수 있다. 약시 치료 속도가 매우 느리거나 호전되지 않을 경우 시기능 관리를 통한 치료를 고려해 볼 수 있다. 정확한 시기능 평가를 통해 정상적인 시기능을 갖기 위한 노력이 필요하다. 시기능에 대한 자세한 이야기는 9장에서 다루도록 하겠다.

   약시 치료에 소요되는 기간은 아이들에 따라 전혀 다르다. 몇 개월만에 정상적인 수준까지 회복되는 아이들이 있는 반면 몇 년의 시간을 필요로 하는 아이들도 있다. 일부에서는 장기간의 치료에도 불구하고 정상 수준까지 회복하지 못하는 경우도 있다. 연구에 따르면 나이가 많아지거나 성인이 된 이후에는 약시 치료에 몇 배 이상의 노력이 필요하거나 정상 수준까지 회복하지 못할 수 있다고 보고하고 있다. 따라서 약시는 발견 즉시 치료를 시작하는 것이 좋다. 간혹 약시가 치료되면 시력이 좋아져서 안경을 벗을 수 있다고 생각하는 분들이 있다. 약시 치료는 눈을 정상적으로 발달시켜 교정시력을 향상시키는 치료 방법이다. 시력을 회복하는 치료 방법이 아니다. 따라서 약시가 치료되었다고 해서 시력이 좋아진 것이 아니기 때문에 안경을 벗을 수 없다. 약시가 치료된 이후에 굴절이상을 교정하지 않고 방치할 경우 약시가 재발될 수 있다.

• **원시가 좋아지려면?**

원시가 있는 아이들은 비교적 어린 나이부터 안경을 착용하게 된다. 플러스렌즈로 원시를 교정하기 때문에 안경 렌즈의 가운데 부분이 볼록하며, 눈이 커 보이는 효과가 나타난다. 어린아이들이 안경을 착용하고 있는 모습을 보면 마음이 좋지 않다. 이런 아이들에게 희망적인 이야기가 있다. 아이들의 원시는 안경을 벗을 정도로 회복될 가능성을 갖고 있다. 하지만 모든 아이들이 안경을 벗을 정도로 회복되는 것은 아니다. 시력검사를 받을 때마다 별다른 변화가 없고 현재 안경을 계속 착용해도 된다는 이야기를 반복적으로 듣는 경우가 대부분일 것이다. 이런 일들이 반복되다 보면 시력검사에 소홀해지기도 한다. 근시는 발생 후 빠른 속도로 진행하는 것이 일반적이지만 원시감소는 그렇지 않다. 단기간 내에 나타나는 변화가 아니며, 성장기 동안 지속적인 관리가 필요하다. 사실 자연적인 감소량만으로 만족할 만한 원시감소를 나타내는 경우는 생각보다 많지 않다. 비교적 약한 원시를 갖고 있지만 안경을 벗지 못하는 경우도 있고, 심한 원시를 갖고 있지만 안경을 벗을 정도로 회복하는 경우도 있다.

원시감소를 위해 가장 먼저 해야 할 것은 약시를 치료하는 것이다. 정상 수준까지 교정시력이 회복된 뒤에 원시감소를 위한 여러 가지 노력을 시도해 볼 수 있다. 원시감소에 도움을 받기 위해서는 정기적인 시력검사를 통한 굴절이상의 변화 확인, 원시감소를 위한 적극적인 안경 처방, 시기능 관리가 도움이 된다. 단순히 시력검사를 받고 교정시력이 1.0까지 측정되는지 확인하는 것만으로는 도움이 되지 않는다. 굴절이상의 변화를 정확히 확인하고, 안구 성장, 시기능 상태, 시력의 질, 굴절력 반응도 등 다양한 부분을 고려해 검사를 진행해야 한다. 물론 이런 노력을 했다고 해서 모든 아이들이 안경을 벗을 정도로 원시가 감소되는 것은 아니다. 하지만 비교적 낮은 원시를 갖는 데 많은 도움이 될 수 있다. 성인이 된 이후 남아 있는 원시는 시생활의 질을 결정하는 중요한 요소이기 때문에 성장기 때 꾸준한 관리를 하는 것이 중요하다.

　필자의 경험을 한 가지를 이야기해 보겠다. 안과에 근무했을 때의 일이다. 이 아이는 만 4세이다. 원시를 갖고 있어서 안경을 착용하고 있다. 원시와 난시를 갖고 있으며, +3.50D나 되는 고도원시이다. 안경을 착용하면 다른 사람들이 볼 때 높은 도수의 플러스 렌즈로 인해서 눈이 커 보이는 효과가 나타났다. 이것은 아이와 부모님에게 항상 스트레스로 작용했다. 부모님은 안경을 착용하고 있는 자녀를 바라볼 때마다 마음이 아팠다. 안경 착용을 시작한 지 2년이 지난 시점에 노 아이의 안경 도수에는 변화가 없었다. 이때 시력검사를 받기 위해 아이와 부모님이 필자가 근무했던 안과에 방문했다. 시력검사를 진행해 본 결과 현재 착용하고 있는 안경으로도 일상생활에는 큰 문제가 없었다. 하지만 부모님은 답답함을 털어놓았다. 안경 착용을 시작한 지 2년이 지났는데 아이의 안경 도수에 변화가 없다는 것이었다. 아이와 부모님은 너무 큰 스트레스를 받고 있다고 말했다. 사실 아이에게는 많은 문제가 있었다. 높은 원시로 인해 시기능 관련 문제도 갖고 있었으며, 교정시력도 0.8로 낮았다. 시력의 질도 떨어져 있는 상태였다. 좀 더 정확한 검사를 진행한 뒤 원시를 가진 아이들에게 도움이 될 수 있는 여러 방법 중 아이에게 도움이 될 수 있는 몇 가지 방법을 권유하였다. 이후 아이와 부모님은 시력의 질 향상과 원시감소를 위해 열심히 노력했다. 1년이 지났을 때 아이의 원시는 약 20% 정도 감소하였으며, 교정시력도 1.0까지 측정되었다. 시력의 질 역시 많이 향상되었다. 2년 후에는 약 30% 정도 원시가 감소했다. 이처럼 현재 상태에 맞는 적절한 방법을 적용한다면 효과를 극대화할 수 있다.

# Chapter 9

## 시기능이 중요한가요?

## … 시기능이 중요한가요?

• **시기능이란?**

앞에서 '시기능'에 대한 이야기가 자주 언급되었다. 우리가 중요하게 생각하는 시력도 시기능 중 하나이다. 시력이란 물체를 보고 정확하게 인식하는 능력을 말한다. 그렇다면 시기능은 무엇일까?

시기능의 정의를 살펴보면 '눈을 통해서 영상을 얻는 시각 정보 획득 시스템과 영상에서 배경 분리, 거리 측정 따위와 같은 정보를 추출하는 시각 정보 처리 시스템이 얼마나 빠르고 효율적으로 동작하는지를 나타낸다'라고 말하고 있다. 쉽게 표현하자면 시기능이란 시각을 사용해 과제를 수행하는 능력이라고 말할 수 있다. 물체를 인식하고, 파악하고, 이해하는 능력을 말한다. 비슷한 시력을 갖고 있더라도 사람에 따라 시기능 상태는 전혀 다를 수 있다. 시생활에 수많은 시기능이 작용한다는 것을 잘 알지 못하고 시력에만 관심을 갖는다. 독서, 학습, 업무, 스포츠, 동영상 시청 등 눈으로 하는 모든 것에는 수많은 시기능이 작용한다. 시력은 단지 이러한 시기능의 하나일 뿐이다. 따라서 시기능은 매우 중요하다.

시기능에 대해 조금이라도 이해가 되었는가? 이해를 돕기 위해 예를 들어 보겠다. 스마트폰을 보는 상황에 대해 말해 보자. 가까운 곳을 보기 위해서는 눈을 모아 시선을 위치시켜야 한다. 가까운 곳을 보기 위해 눈이 모이는 것을 '폭주'라고 한다. 그렇다면 무조건 눈이 폭주만 하면 될까? 아니다. 스마트폰과 눈과의 거리에 따라 스마트폰에 초점을 맞출 수 있도록 필요한 만큼만 폭주해야 한다. 그런데 모든 사람은 시기능 오차를 갖고 있다. 예를 들어 뇌에서 1cm만 움직이도록 명령했다면 정확히 1cm만 움직이는 경우는 없다. 1cm보다 조금 부족하거나 많이 움직이게 되고, 그 상태에서 다시 한번 정확히 1cm를 맞추게 된다. 처음 오차가 발생하는 양과 다시 1cm를 맞추기 위해 시도하는 횟수는 시기능 상태에 따라 다르다. 시기능 관련 문제를 갖고 있을 경우 오차범위가 증가하게 되고, 정확하게 맞추기 위한 과정을 반복적으로 시도하게 된다. 시기능 관련 문제가 심각한 경우 정확하게 맞추는 과정이 불가능할 수 있다.

우리나라에서는 시기능에 대한 이론이 아직까지 명확하게 정립되어 있지 않다. 유럽이나 미국 등 선진국에서는 많은 전문가들이 시기능의 중요성에 대해 강조하고 있다. 최근에서야 우리나라에도 시기능에 대한 중요성을 인식하는 전문가들이 늘어나고 있는 것이다. 명확한 이론이 아직까지 정립되지 않아 전문가에 따라 시기능을 분류하는 기준은 다를 수 있다. 여기에서는 시기능을 17가지로 나누어 설명하도록 하겠다. 17가지 시기능에는 안구운동 통제 기술, 원거리 초점 기술, 원거리 초점 유지 기술, 근거리 초점 기술, 근거리 초점 유지 기술, 원거리 안구 정렬 기술, 원거리 안구 정렬 유지 기술, 근거리 안구 정렬 기술, 근거리 안구 정렬 유지 기술, 중심시력, 주변시력, 깊이 인지, 색각 인지, 일반 시각, 미세 시각, 시각 인지 기술, 시각 통합 기술이 있다. 위의 기능 중 어느 하나라도 평균 이하의 기능을 갖고 있거나 정상적인 기능을 수행하지 못한다면 불편한 증상을 유발할 뿐 아니라 눈을 통해 수행하는 지각 능력, 이해 능력, 독서 능력 등 모든 활동의 효율성이 저하된다.

    시기능 관련 문제는 선천적일 수도 있고 후천적으로도 발생할 수 있다. 성인이 되면 비교적 안정이 되는 시력과 달리 시기능은 언제라도 문제가 발생할 위험이 있다. 정상적인 시기능 상태를 갖고 있다고 해서 안심할 수 없다. 최근 스마트폰과 컴퓨터 등으로 가까운 곳을 많이 보는 현대인들은 연령과 성별에 관계없이 누구나 시기능 관련 문제를 갖게 될 위험이 있다는 것을 기억해야 한다.

### • 시기능에 문제가 생기면?

시기능 관련 문제가 발생하면 어떤 증상이 나타날까? 가장 쉽게 느낄 수 있는 것은 눈의 피로와 시력 저하 그리고 두통 등의 증상일 것이다. 두통에 대해 이야기 해 보도록 하겠다. 과거에는 성인들에게만, 그리고 나이가 많은 사람들에게만 두통이 나타난다고 생각했다. 하지만 최근 젊은 성인들과 청소년 그리고 미취학 아동들까지도 잦은 두통으로 불편함을 호소하고 있다. 많은 사람들이 두통으로 내과나 소아청소년과 그리고 안과를 방문한다. 두통의 원인이 특별한 질환 때문이라면 원인 질환을 치료를 하면 되기 때문에 문제가 되지 않는다. 하지만 두통의 원인을 정확하게 찾아내지 못하는 경우가 대부분일 것이다. 특별한 원인을 찾지 못했다면 가장 먼저 의심해 봐야 할 것은 시력과 시기능이다. 눈은 뇌와 직접적으로 연결되어 있다. 눈에 문제가 발생하면 두통을 느끼는 것은 당연하다. 하지만 대부분의 사람들은 눈과 두통이 관련되어 있다고 생각하지 못한다. 성인들에게 시기능 관련 문제가 발생하면 업무 능력 저하와 집중력 저하, 오랜 시간 독서를 하거나 가까운 곳을 보기 어려움, 시력 저하, 두통, 복시, 안구 통증 등의 증상이 나타날 수 있다. 아이들은 더 복잡하다. 우리는 다음과 같은 생각 또는 이야기를 하는 부모님들을 어렵지 않게 많이 만날 수 있다.

"아이가 계속 옆으로 보는 것이 편하다고 해요. 시력은 좋은데 습관이 좋지 않은 것 같아요."

"우리 아이는 시력은 좋습니다. 하지만 집중력이 부족해서 책을 오래 읽지 못해요."

"남들과 똑같은 학원에 다니고 똑같이 공부하는데, 우리 아이는 이해력이 떨어지고 성적이 뒤떨어지는 편이에요."

"다른 아이들과 비교해 학습 속도가 느리고, 기억력이 약해요."

"주의가 산만하고, 한 곳에 잘 집중하지 못합니다."

"우리 아이는 책만 보면 졸린다고 해요."

"아이가 공부 체질은 아닌가 봐요. 공부할 때 전혀 집중하지 못합니다."

앞에서 언급한 이야기들은 시기능 관련 문제를 의심해 볼 필요가 있는 자녀를 둔 부모님들이 할 수 있는 이야기이다. 이 외에도 무수히 많은 행동이나 증상들이 관찰될 수 있다. 하지만 시기능에 대해 잘 알지 못하고 대부분 '우리 아이는 집중력이 부족한가 보다', '주의가 산만하구나', '다른 아이에 비해 학습 능력이 떨어지는구나'라고만 생각한다. 그래서 집중력이나 학습 능력을 향상시키기 위해 더 많은 공부를 하거나 학원을 다니고, 집중력 향상을 위해 노력한다. 하지만 원인이 시기능 관련 문제라면 이런 노력이 아이만 더 괴롭게 만들 수 있다. 노력에 비해 향상되는 속도가 매우 느리거나, 전혀 향상되지 않을 수 있다.

부모님들은 아이들의 집중력에 대해 많은 관심을 갖고 있다. 여러 부류의 고민이 있겠지만 대부분은 이런 고민을 할 것이다. 공부를 열심히 하는 것 같은데 도통 성적이 오르지 않는 아이, 남들과 똑같은 내용의 공부를 하지만 이해력이 떨어지거나 학습 진행 속도가 떨어지는 아이, 산만한 아이, 컴퓨터나 휴대폰은 몇 시간이고 하면서 공부하거나 책 읽을 땐 가만히 앉아 있지 못하는 아이 모두 집중력 부족으로 나타나는 현상이라고 많은 사람들이 이야기한다. 요즘에는 머리가 좋은 아이보다 집중력이 좋은 아이가 자기만의 꿈으로 성공하는 시대이다. 그런 만큼 아이의 집중력 향상을 위해 부족한 부분을 확인하고 도움을 주는 것이 부모님의 역할로서 중요하다. 집중력 부족이 심해지면 ADHD(주의력 결핍 및 과잉 행동 장애)가 의심될 수 있다. ADHD는 소아정신과에서 일종의 병으로 인정되어 현재 학교 교사들에게까지 교육하고 있으며, 이 증상은 흔히 말하는 '산만한 아이' 병이라고 이야기한다. 초등학교의 경우 이 증상을 가진 아이들이 한 학급에 한두 명 정도는 꼭 있다는 연구 결과도 있다. 생각보다 많은 숫자에 놀랍지 않은가? ADHD를 가진 아이들이 생각보다 많은 수를 차지하고 있는데 평균 이하의 집중력을 가진 아이들의 숫자는 얼마나 많을까? ADHD를 가진 아이늘의 수가 생각보다 많다는 것에도 놀랄 일이지만, ADHD까지 진단받을 정도는 아니지만, 집중력과 관련된 문제를 갖고 있는 아이들의 숫자는 한 학급에 절반 이상이 해당될 수 있다는 점에 놀랄 일이다.

옛날과는 다르게 요즘 아이들은 더 산만하고 집중력이 떨어진다는 이야기를 많이 한다. 대부분의 심리학자나 소아정신과에서는 게임과 텔레비전 등 자극적인 매체에 많이 접촉하는 환경, 지나치게 규율과 규범이 없는 방임적 육아나 그 반대로 너무 아이를 얽어매는 양육 방식, 인스턴트 위주의 식습관 등이 이유라고 말한다. 하지만 한 가지

놓치고 있는 것이 있다. 바로 눈이다. 우리는 눈으로 모든 것을 보고 느끼고 기억한다. 집중력에 대해 여러 가지 이유를 나열하고, 또 집중력 향상을 위해 노력하지만 눈에 대해서는 중요하게 생각하지 않는다. 많은 사람들이 단순히 '지금 당장 안경을 착용해야 하는지 착용하지 않아도 되는지'만을 중요하게 생각한다. 집중력과 가장 밀접하게 연관되며, 가장 중요한 역할을 하는 것은 눈이다. 여러 연구에서도 시력이나 시기능 관련 문제를 갖고 있다면 집중력이 떨어지고 학습 이해도, 학습 진행 속도, 독서 능력, 기억력 등이 떨어진다고 보고되었으며, 집중력과 눈과의 관계는 매우 중요하다고 보고하고 있다. 집중력을 발휘하기 위해 가장 먼저 하게 되는 행동은 이해하고자 하는 무엇인가를 보는 것이다. 보는 과정이 정확해야 이해하고 기억하는 부분으로 연결될 수 있다. 심지어 보는 과정에서 이미 이해하고 기억하는 것까지 결정된다고 할 수 있다. ADHD는 주의가 산만하고, 읽기와 쓰기가 불안정하고, 이해력과 기억력이 부족하고, 과잉행동을 보이며, 충동적인 성향으로 일상생활과 학습활동에 부정적인 영향을 미치는 상태를 말한다. 주의해야 할 것은 발견되지 않았거나 교정되지 않은 시기능 관련 문제가 심할 경우 ADHD와 거의 유사한 증상을 보이며, 이러한 유사성 때문에 ADHD로 잘못 오인되기도 한다는 것이다.

부모님들과 선생님들은 아이들이 학교 시력검사에서 통과하면 시력과 시기능에 관련된 문제가 없다고 생각하는 경우가 많다. 그러나 학교에서 실시하는 시력검사는 단지 멀리 있는 것을 얼마나 읽을 수 있는지 대략적으로 확인하는 정도이다. 더군다나 시기능에 대한 고려는 전혀 이루어지지 않는다. 효율적인 읽기와 학습 또는 시생활에 필요한 시기능은 훨씬 더 복잡하다. 1.0의 시력을 가진 사람이라도 여전히 시기능 관련 문제를 갖고 있을 수 있다.

안과에 근무했을 때 필자의 경험을 한 가지를 이야기해 보겠다. 한 아이가 학교에서 잘 보이지 않는다는 이유로 부모님과 함께 안과를 방문했다. 초등학교 6학년부터 증상이 나타났다고 말했다. 여러 안과에서 검사를 받았지만 돌아온 대답은 '정상'이라는 것과, '스마트폰 보는 시간을 줄여라', '책을 너무 가까이 보지 말아라', '심리적 요인이니 신경 쓰지 말아라' 등의 이야기였다. 아이는 계속해서 불편한 증상을 호소했지만, 정확히 무엇이 문제인지 밝혀내지 못했다. 그러던 어느 날 필자가 근무하는 안과에 시력검사를 받기 위해 방문했다. 필자에게 시력검사를 받을 당시 처음에는 부모님과 아이는 별다른 이야기를 하지 않았다. 시력검사를 받기 위해 방문한 다른 사람들과 다를 것이 없었다. 평소처럼 시력검사를 진행하고 시력에는 이상이 없다고 말해 주었다. 그때 부모님의 이야기가 시작되었다. "시력에 이상이 없다는 것은 알고 있습니다. 하지만 아이가 계속 눈이 불편하고, 보였다가 안 보였다가 한다고 합니다. 여러 곳의 안과를 다녀 봤지만, 원인을 찾지 못했습니다. 시력에 이상이 없다는 이야기만 계속해서 듣고 있어요." 필자는 다시 한번 시력을 확인했다. 확실하게 시력에는 큰 문제가 없었다. 그때 필자는 시기능 관련 문제를 갖고 있을 수 있다는 생각을 했지만, 안과에서 시기능 관련 검사를 진행하고 문제를 해결할 수 있는 방법은 없었다. 그래서 '시력에는 이상이 없습니다'라고 이야기하며, 검사를 마치려는 순간 부모님의 하소연은 계속

되었다. "아이는 계속해서 불편하다고 하는데 시력에 문제가 없다면 어떻게 해야 하죠? 뇌에 MRI 같은 거라도 찍어 봐야 하나요?" 순간 나는 '아이가 그동안 불편한 증상으로 얼마나 힘들었을까?'라는 생각과 '부모님은 얼마나 걱정스러웠겠는가? 여러 곳의 안과를 다녀도 원인을 찾지 못하지만, 아이는 계속해서 불편하다고 하는데'라는 생각이 들면서 안타까운 마음이 들었다. 그래서 간단하게 시행할 수 있는 시기능 관련 검사를 몇 가지 진행했다. 사실 시기능 검사는 간단하게 진행할 수 있는 검사도 있지만 여러 장비와 많은 시간을 필요로 하는 검사도 있다. 안과에는 이런 장비가 갖춰져 있지 않았고, 오랜 시간 검사를 진행할 수도 없었다. 다행히 간단한 시기능 검사에서도 아이의 문제는 금방 확인되었다. 시기능 중에서도 가까운 곳을 볼 때 모였던 눈이 먼 곳을 볼 때 다시 원래 상태로 돌아오는 기능에 문제를 갖고 있었다. 하지만 내가 해 줄 수 있는 부분은 없었다. 필자는 아이에게 검사용 안경테에 여러 렌즈를 넣어 시기능이 정상적인 역할을 하는 것처럼 인위적으로 만들어 주었다. 갑자기 아이는 환하게 웃으며 말했다. "너무 밝게 보여요. 잘 보이기도 하고요. 안경을 착용하면 되나요?"라고 말했다. 필자는 "아니 안경을 착용할 필요는 없어. 지금 잘 보이니? 불편한 증상이 사라졌니?"라고 물었다. 아이는 "네"라고 대답했다. 나는 부모님과 아이에게 시기능에 대해 설명하고, 정확한 시기능 검사가 필요하다고 조언해 주었다. 9개월 정도 지난 뒤 정기검진을 받기 위해 아이가 재방문했다. 부모님은 필자에게 감사의 인사를 전했다. 이제는 불편함 없이 생활하고, 또 성적도 많이 올라갔다며 기쁨을 감추지 못했다. 이처럼 대부분의 사람들은 시기능에 대해 잘 알지 못하고 시기능 관련 문제가 발생하더라도 쉽게 알아차리기 힘든 것이 사실이다.

   시기능은 17가지의 시능력과 뇌로 통하는 모든 신경 경로의 70% 이상을 포함하는 복잡한 과정이다. 네 명의 어린이 중에서 한두 명은 학습에 지장을 줄 수 있는 발견되지 않은 시기능 관련 문제를 갖고 있을 가능성이 있다는 보고도 있다. 그러나 아이들은 시기능 관련 문제를 갖고 있더라도 다른 아이들도 자신과 똑같을 것이라고 생각하기 때문에 증상을 호소하지 않는다는 것을 기억해야 한다. 따라서 부모님의 관찰이 매우 중요하며, 증상이 나타나지 않더라도 정기적인 검사를 통해 이상 여부를 확인해 볼 필요가 있다.

· **시기능 관련 문제의 원인과 증상**

　지금까지 시기능이 학습 영역과 업무 영역 그리고 눈을 사용하는 모든 영역에 영향을 줄 수 있다는 것을 설명하였다. 눈을 사용하는 모든 영역이라고 한다면 잠자는 시간을 제외한 모든 시간이 포함될 것이다. 심지어 잠자는 시간에도 안구 통증이나 두통 같은 증상으로 인해 불편함을 느끼게 될지도 모른다. 시기능 관련 문제가 발생할 수 있는 원인은 무엇이며, 어떤 증상들이 나타날 수 있는지 더 자세히 알아보도록 하겠다.

　시기능 관련 문제가 발생할 수 있는 원인에는 무엇이 있을까? 대표적으로 사시, 사위, 굴절이상, 약시, 부등시 등과 연관될 수 있다. 올바르지 않은 습관과 자세, 잘못된 독서 습관 및 멀티미디어 기기의 사용 등이 영향을 미칠 수 있다. 본인 또는 자녀의 시기능에 이상이 없다고 해서 평생 시기능이 정상인 것은 아니다. 성인이 되면 비교적 안정되는 시력과 달리 시기능 관련 문제는 언제라도 나타날 수 있다. 사시, 사위, 굴절이상, 약시, 부등시 등은 조기에 발견하여 적절한 치료와 관리를 한다면 정상적인 시기능을 갖는 데 큰 문제가 되지 않는다. 이와 같은 원인들은 비교적 쉽게 발견할 수 있다. 하지만 올바르지 않은 습관과 자세, 잘못된 독서 습관 및 멀티미디어 기기의 사용 등으로 인해 발생한 시기능 관련 문제는 이야기가 다르다. 그 이유는 불편한 증상이 나타나지만 정확한 원인을 찾지 못하는 경우가 많기 때문이다. 본인이 느끼는 증상이 시기능과 관련된 문제라는 것을 정확하게 인지하기 힘들고, 다른 사람이 봤을 때도 이상한 점을 느끼지 못하는 경우가 대부분이기 때문이다. 시기능 관련 문제가 아닌 피로, 노안, 시력 저하, 집중력 부족, 산만함, 의지 부족, 적성 불일치 등과 같은 다른 이유 때문이라고 판단하기도 한다.

그렇다면 우리는 어떤 증상을 느꼈을 때 시기능 이상을 의심해 볼 수 있을까? 시기능 관련 문제의 증상은 매우 다양하며, 여러 증상이 복합적으로 나타나기도 한다. 일부에서는 불편한 증상이 없다고 생각하기도 한다. 시기능 이상의 대표적 증상으로는 눈의 피로, 두통, 시력 저하, 복시, 독서 시 졸림, 독서 시 집중하기 어려움, 시간이 지날수록 독서 내용의 이해력 저하, 눈 주위가 잡아당겨지는 느낌, 독서 시 글자 움직임, 빛에 예민함, 먼 곳을 보다가 가까운 곳을 볼 때 또는 가까운 곳을 보다가 먼 곳을 볼 때 일시적 흐림 현상, 눈물 흘림, 가까운 곳을 보기 싫어하거나 회피함, 독서 시 읽던 곳을 자주 잃어버리거나 줄을 바꿔서 읽는 경우가 많음, 독서 시 단어를 빼고 읽음, 보고 적는 것이 느리거나 어려움, 세로로 배열된 글자나 숫자의 이해나 계산이 어려움, 책이나 컴퓨터 모니터에서 찾고자 하는 곳을 찾기 어려움 등이 있다. 앞에서 말한 증상으로 인해 안과나 안경원을 방문해 안경을 맞춘 사람들도 있을 것이다. 하지만 안경이 근본적인 해결책이 되지 못한다. 심지어 시력은 정상이지만 시기능 관련 문제로 인해 시력에 문제를 갖고 있는 것처럼 검사 결과가 나오기도 한다. 이때 안경을 맞춰서 착용한다면 오히려 눈에 더 좋지 않은 영향을 줄 수 있다. 선천적인 요인도 있지만, 최근에는 스마트폰과 멀티미디어 기기 그리고 잘못된 습관과 자세가 시기능 관련 문제의 주요 원인으로 지목되고 있다.

### • 시기능 관련 문제 해결 방법은?

시기능 관련 문제가 발견될 경우에는 어떻게 해야 할까? 일단 시기능 관련 문제는 시기능 전문가에게 정확한 시기능 검사를 받아야 확인할 수 있다. 시기능 관련 문제를 갖고 있다면 시기능 훈련을 받거나 상황에 맞는 안경 처방을 통해 정상적인 시기능을 갖도록 도움을 받을 수 있다. 시기능 훈련을 받아야 하는 경우와 안경으로 교정해야 하는 경우가 전혀 다를 수 있기 때문에 주의해야 한다. 무조건 시기능 훈련을 받는다고 해서 또는 안경으로 교정한다고 해서 모든 시기능 관련 문제를 해결할 수 없다. 시기능 관련 문제는 증상이 유사하다고 해서 동일한 부분에 문제를 갖고 있다고 절대 말할 수 없다. 인터넷이나 유튜브에 시기능 훈련을 하는 방법이라는 사진이나 동영상 등이 게시되기도 한다. 하지만 이것을 따라 하는 것은 오히려 독이 될 수 있다. 시기능은 모든 기능들이 조화를 이루어야 하는데 한 가지만 반복적으로 시행하거나, 똑같은 훈련이라도 난이도 조절에 실패할 경우 의도하지 않은 전혀 다른 시기능 관련 문제가 발생할 수 있다.

필자의 경험 두 가지를 이야기해 보겠다. 첫 번째는 30대 여성의 이야기이다. 이 여성은 필자가 근무했던 안과에서 시력검사를 받았다. 시력검사를 받으러 온 이유는 콘택트렌즈를 착용해도 잘 보이지 않아서였다. 시력검사를 진행해 보니 단순한 문제가 아니었다. 안경으로 굴절이상을 교정해도 교정시력이 0.4로 측정되었다. 필자는 환자에게 여러 가지 질문을 했다. 이 여성은 소프트 콘택트렌즈를 착용한 지 15년 정도 되었고, 일회용 렌즈를 착용하고 있었다. 그렇다면 오랜 기간 소프트 콘택트렌즈를 착용해서 각막에 문제가 발생한 것일까? 물론 소프트 콘택트렌즈의 부작용으로 각막혼탁이 발생할 수 있다. 하지만 각막혼탁을 갖고 있지는 않았다. 다만 각막에 상처가 많은 것으로 확인되었다. 이런 점을 고려하더라도 교정시력이 너무 낮게 측정되었다. 그런데 이 여성은 뜻밖의 말을 했다. "예전부터 잘 보이지 않는 느낌이 나면 콘택트렌즈 도수를 올려서 착용했어요"라고 말하는 것이다. 특별한 검사나 이유 없이 본인이 판단해서 콘택트렌즈 도수를 한 단계씩 높인 것이다. 일회용 콘택트렌즈는 도수를 알고 있으면 특별한 검사 없이 구매할 수 있다. 최근 일회용 콘택트렌즈를 착용하는 사람들이 늘어나면서 본인 도수를 임의대로 조정해 착용하는 사람들이 늘어나고 있다. 이런 행동은 절대 하지 말아야 한다. 도수를 높이면 마치 잘 보이는 것처럼 느껴지지만, 절대 아니다. 콘택트렌즈 도수가 높아지면 글자가 진하게 보이거나 선명하게 보인다는 느낌을 받는다. 잘 보이는 것은 느낌뿐이다. 실제로 잘 보이는 것이 아니다. 본인이 착용해야 하는 도수보다 높은 도수를 착용하게 되면 과교정된 부분만큼 조절작용을 통해 보정한다. 이런 현상은 시력과 시기능에 좋지 않은 영향을 준다. 이 여성은 무려 10년 동안 불편한 증상을 느낄 때마다 도수를 높였다. 본인이 착용해야 하는 도수보다 무려 10단계나 높은 도수를 사용하고 있었다. 장기간 과교정 상태가 유지되었기 때문에 시기능에도 문제가 발생했다. 이런 상황에서 본인에게 맞는 도수를 정확하게 착용하면 잘 보일까? 아니다. 단계적으로 본인에게 맞는 도수를 찾아가는 치료가 필요하고, 시기능 관련 문제도 바로 잡을 수 있도록 해야 한다. 이 여성은 본인에게 맞는 도수를 찾아가는 데 무려 1년이라는 시간이 걸렸다. 교정시력을 1.0까지 회복하는 데 1년 6개월이라는 시간이 소요되었다.

두 번째 필자가 안과에 근무했을 때 방문했던 만 9살 아이의 이야기이다. 이 아이의 증상은 시력 저하와 안경을 착용해도 잘 보이지 않는 것이다. 안경 착용을 시작한 것은 약 1년 전이다. 그런데 시력검사를 진행해 보니 시력이 많이 나쁜 편은 아니었다. 0.7 정도의 나안시력을 갖고 있었고, 낮은 도수의 안경으로도 1.0으로 시력이 교정되었다. 현재 착용하고 있는 안경에도 큰 문제가 없었다. 그렇다면 무엇이 문제일까? 부모님과 아이에 대해 이야기를 해 보니 아이가 느끼는 불편한 증상이 시기능 관련 문제라는 것을 알 수 있었다. 안과에서는 전문적인 시기능 검사가 힘들다. 간단한 시기능 검사로는 발견하지 못하는 시기능 관련 문제가 많다. 다행히 간단한 시기능 검사로 아이의 시기능 관련 문제를 확인할 수 있었다. 그리고 필자의 생각으로는 시기능 관련 문제가 해결되면 안경을 착용하지 않아도 1.0의 시력이 측정될 것이라는 확신도 생겼다. 부모님에게 시기능 관련 문제에 대해 설명하고 정확한 시기능 검사를 권유하였다. 그리고 몇 달 후 아이와 부모님이 정기검진을 위해 안과를 방문했다. 아이는 안경을 착용하고 있지 않았다. 시력검사를 진행해 보니 안경을 착용하지 않아도 1.0의 시력이 측정되었다. 정상적인 시기능 상태를 갖게 된 뒤 아이의 성격도 더 활발해지고 밝아졌다고 말했다. 또 독서 능력이나 학습 능력도 훨씬 좋아졌다고 말하며 기쁨을 감추지 못했다.

앞의 사례들처럼 사실 시기능 관련 문제가 발생하더라도 그 증상이 시기능과 관련된 것인지 확신하기 힘들다. 따라서 시력과 같이 정기적인 시기능 검사가 필요하다. 시력검사의 경우 미성년자는 6개월, 성인은 1년마다 정기검진을 받도록 권유한다. 시기능 검사는 시기능 전문가에게 미성년자는 1년, 성인은 2년마다 정기검진을 받는 것이 좋다. 만약 시기능 관련 문제의 징후나 증상이 있다면 시기능 전문가에게 정확한 검사와 상담을 받고, 시기능 훈련이 필요하다면 시기능 훈련을 받아야 한다. 그런데 여기서 한 가지 확인해야 하는 것이 있다. '정말 믿을 수 있는 시기능 전문가가 맞는가'이다. 최근 시기능에 대한 지식이 많지 않지만 시기능 전문가라고 말하며 시기능 훈련을 하거나 시기능 훈련을 권유하는 사람들이 늘어나고 있다. 시기능 전문가에게 검사를 받기 전 정말 믿을 수 있는 시기능 전문가인지를 확인하는 것도 중요하다.

Chapter 10

눈 건강 이렇게 챙기세요

## … 눈 건강 이렇게 챙기세요

지금까지 눈의 중요성에 대해 알아보았다. 특히 시력과 시기능의 중요성에 대해 많이 언급하였다. 그렇다면 안경과 콘택트렌즈를 착용할 때 주의할 점은 무엇일까? 눈 건강에 도움을 줄 수 있는 음식과 영양 성분에 대해서도 알아보도록 하자.

• **올바른 안경 착용 방법**

안경을 올바르게 착용하지 않으면 눈에 좋지 않은 영향을 줄 수 있다. 올바른 안경 착용과 관리 방법에 대해 알아보도록 하자. 주변을 살펴보면 정상적이지 않은 안경을 착용하는 사람들이 많다. 안경 렌즈의 도수는 둘째 치고 안경 렌즈 스크래치, 안경 렌즈 코팅 불량, 안경테 휘어짐, 안경테 착용 위치 불량 등 여러 문제가 있다. 안경을 착용하고 잘 보이는 것 외에도 중요한 것이 있다. 튼튼하거나 가벼워야 한다는 점 그리고 잘 어울려야 한다는 점 등이다. 여기에서는 시력 또는 시기능에 영향을 줄 수 있는 부분들에 대해 알아보도록 하겠다.

첫째, 믿을 수 있는 전문가에게 정확한 시력검사와 안경 처방을 받고 본인에게 맞는 안경을 착용해야 한다. 정기검진을 통해 시력 변화가 있는지 확인해야 한다. 성장기 아이들은 6개월, 성인은 1년마다 시력검사를 받는 것이 좋다. 정기검진 기간이 아니더라도 이상 증상을 느낀다면 검사를 받아야 한다.

둘째, 안경 렌즈의 상태를 정확하게 확인하고 착용해야 한다. 안경 렌즈의 상태라는 것은 스크래치나 이물질 등으로 인해 훼손 또는 오염되었을 때 그리고 렌즈의 코팅이 손상된 경우를 말한다. 이런 경우 안경 렌즈를 교체해야 한다. 안경 렌즈 손상은 의도하지 않은 여러 수차를 유발하여 눈에 좋지 않은 영향을 준다. 안경 렌즈 코팅 손상은 쉽게 구별할 수 있을 정도로 심한 경우도 있지만, 전문가가 아니면 알아채기 어려운 경우도 있기 때문에 주의가 필요하다. 안과에서는 굴절이상만 확인하고, 현재 안경을 계속 착용해도 된다고 말하는 경우가 대부분이다. 하지만 굴절이상에 변화가 없더라도 안경 렌즈 상태를 정확하게 확인하고, 안경 렌즈 상태가 좋지 않으면 교체해야 한다. 안경 렌즈 상태는 안과보다 안경 렌즈를 전문적으로 다루고, 전문 지식을 더 많이 갖고 있는 안경사에게 조언을 구하는 것이 좋다.

셋째, 안경테의 상태를 올바르게 유지해야 한다. 안경을 맞출 때 얼굴에 맞게 안경테가 피팅된 상태라면 착용했을 때 편할 것이다. 하지만 안경을 착용하다 보면 한 손으로 안경을 벗는 습관, 안경테의 눌림, 외부 충격 등으로 인해 변형이 발생한다. 안경테에 변형이 발생하면 본인이 직접 안경테를 만져서 비슷하게 맞추거나, 무시하고 착용하는 경우가 많다. 피팅이 정확하지 않으면 수차 발생, 착용감 저하,

과교정 및 저교정, 눈의 피로 등을 유발하게 된다. 동공 중심에 안경 렌즈 초점을 정확하게 맞추기 위해서는 안경테 피팅이 매우 중요하다. 적어도 2~3개월에 한 번씩 안경원을 방문해 안경테 피팅을 받는 것이 좋다.

   넷째, 되도록 안경을 벗지 않고 생활할 수 있도록 해야 한다. 물론 경우에 따라 안경을 벗어야 하는 경우도 있다. 하지만 성장기의 아이들은 안경을 벗지 않고 생활하는 것이 좋다. 안경을 자주 벗거나 착용하지 않고 생활하는 행동은 시력이나 시기능 발달에 영향을 줄 수 있기 때문이다. 전문가와의 상담을 통해 안경을 착용해야 하는 경우와 벗어야 되는 경우를 확실하게 인지하고 정확하게 실천해야 한다.

· **콘택트렌즈 착용 방법**

과거에는 주로 여성들이 미용 목적을 위해 콘택트렌즈를 선호하였다. 그러나 최근에는 남성들도 미용 목적을 위해 콘택트렌즈를 많이 착용한다. 그리고 여성들이 선호하는 콘택트렌즈가 하나 있다. 바로 컬러렌즈이다. 컬러렌즈가 눈 건강을 위협하는 큰 문제로 자리 잡고 있다. 컬러렌즈를 착용하는 대부분의 이유는 눈동자가 커져서 예뻐 보인다는 것이다. 그리고 이렇게 말한다.

"저는 눈 건강을 위해서 렌즈를 자주 바꿔요."

"원데이 렌즈로 매일 렌즈를 바꿔요."

"저렴한 렌즈를 사지 않고 비싼 렌즈를 사요."

하지만 어떤 이야기를 하더라도 컬러렌즈가 눈에 좋지 않은 영향을 준다는 사실은 바뀌지 않는다. 시야 좁아짐, 각막 산소부족, 시력의 질 저하, 난시 교정이 원활하지 않음, 각막 상처, 신생혈관 등 매우 많은 부작용 위험이 존재한다. 심지어 아이들은 몇천 원짜리 렌즈를 구매해 친구들과 같이 돌려 가면서 착용하기도 한다.

필자의 경험 한 가지 이야기하면 중학생 여자아이가 필자가 근무했던 안과에 내원했다. 컬러렌즈를 무리하게 장기간 착용해 눈에는 이미 무수히 많은 신생혈관이 자라났다. 쉽게 말하자면 컬러렌즈로 인해 산소와 영양 공급이 원활하지 않게 되자, 흰자 부분에 눈이 충혈된 것처럼 혈관들이 마구 자라나는 현상이다. 더군다나 이미 그 혈관들은 결막을 지나 각막에 침투하기 시작했다. 각막에 혈관이 침투하면 심한 경우 실명에 이를 수 있다. 또한 이렇게 자라난 혈관들은 없어지지 않는다. 평생 갖고 있어야 한다. 이 말은 눈이 충혈된 것 같은 상태로 평생 지내야 한다는 것이다. 하지만 이런 설명에도 아이는 꼭 컬러렌즈를 착용해야 한다고 했고, 어떤 말을 하더라도 설득되지 않았다. 답답하지 않을 수 없다. 본인의 눈보다 컬러렌즈가 더 소중하다고 생각하니 말이다. 다소 과장되거나 일부의 경우라고 생각하는 사람들도 있겠지만 이런 경우를 흔치 않게 볼 수 있다. 컬러렌즈 착용을 권유하지는 않지만 무슨 일이 있더라도 꼭 착용해야겠다는 사람이 있을 수 있다. 이런 사람들은 비교적 좋은 재질의 렌즈를 선택하고, 렌즈를 청결하게 유지해야 하며, 무리한 착용은 하지 말아야 한다.

지금부터 일반적인 콘택트렌즈의 올바른 사용 방법에 대해 알아보도록 하자.

첫째, 올바른 렌즈의 선택이다. 소프트 콘택트렌즈의 경우 일회용 렌즈와 일반 소프트렌즈로 나눌 수 있다. 일회용 렌즈는 원데이, 1주 착용, 2주 착용, 한 달 착용, 세 달 착용 등이 포함되며, 일반 소프트렌즈는 렌즈 하나로 관리해서 착용하는 것을 말한다. 일반 소프트 렌즈의 경우 착용 기간을 6개월 정도로 보고, 그 이상을 넘기지 않는 것이 좋다. 간혹 일반 소프트렌즈 중 제조회사에서 1년 이상 착용이 가능하다고 설명하거나 홍보하는 경우가 있지만, 필자는 아무리 좋은 렌즈라도 6개월 이상 착용하는 것은 좋지 않다고 생각한다. 6개월 이상 착용하게 되면 세척을 아무리 잘하더라도 단백질 침착과 세균 번식 등 여러 요인으로 인해 눈에 좋지 않은 영향을 줄 수 있으며, 착용감이 저하된다. RGP렌즈는 특별한 경우가 아니라면 착용 기간은 2년 정도로 판단한다. 그렇다면 나에게 맞는 콘택트렌즈는 어떤 것일까? 일회용 렌즈가 매일 또는 자주 새로운 렌즈로 교체하기 때문에 더 좋은 것일까? 그렇지 않다. 착용 기간과 착용 시간, 현재 눈 상태 등 다양한 요인에 따라 추천되는 렌즈 종류나 제품이 달라질 수 있다. 무엇이 더 좋다고 단정 지어 말할 수 없고, 각자의 상황에 따라 장단점이 존재한다. RGP렌즈의 경우 일반 소프트렌즈와 비교해 착용감이 떨어지지만, 적응을 마치면 착용감에 문제가 없다. 고도근시나 고도난시 교정에 효과적이며, 장시간 및 장기간 착용이 가능한 장점이 있다. 전문가와 상의해 자신에게 맞는 렌즈를 선택하는 것이 가장 현명한 방법이다.

둘째, 올바른 렌즈 관리이다. 소프트렌즈와 RGP렌즈 모두 렌즈 관리가 매우 중요하다. 소프트렌즈를 용액에 보관하지 못한 경우 말라서 딱딱하게 변한다. 이때 렌즈 관리 용액에 넣어 두면 마치 처음 상태로 되돌아온 것처럼 보일 수 있다. 하지만 이것은 처음 상태로 되돌아온 것이 아니다. 처음 상태로 되돌아온 것처럼 보이지만 변형이 발생해 다시 사용할 수 없다. 소프트렌즈의 경우 렌즈가 마르지 않도록 관리하는 것이 중요하며, 정기적인 세척 또한 중요하다. RGP렌즈는 스크래치가 발생하거나 깨지는 일이 없도록 주의해야 한다. 세척 기간이 아니더라도 이물질이 묻었다면 세척을 해야 한다.

셋째, 무리한 착용은 하지 말아야 한다. 권장 착용 시간을 준수하고, 눈이 충분한 휴식을 취할 수 있도록 해야 한다. 렌즈를 착용했을 때 눈이 충혈되거나 불편한 증상이 나타나면 착용을 즉시 중단하고 렌즈에 문제가 없는지 확인해야 한다. 안과적 처치가 필요하다면 처치를 받고 증상이 호전되거나 근본적인 원인이 해결되기 전까지 렌즈를 착용을 중단해야 한다.

  넷째, 본인의 굴절이상에 맞는 도수를 사용해야 한다. 소프트렌즈의 경우 본인에게 맞는 도수를 사용해야 하며, 난시가 있는 경우 교정을 할 것인지 하지 않을 것인지 결정하는 것이 중요하다. RGP렌즈는 피팅이 매우 중요하다. 피팅이 잘못될 경우 시력의 질 저하, 착용감 저하, 부작용 발생 위험 증가 등의 현상이 나타난다. 최근에는 원데이 렌즈를 착용하는 사람들이 많다. 원데이 렌즈를 구매할 때 조금 덜 보인다고 생각되면 본인이 임의로 렌즈 도수를 높여서 구매하는 것이 문제가 되고 있다. 이것은 매우 위험한 행동이다. 콘택트렌즈 도수를 높인다고 해서 무조건 잘 보이는 것은 아니다. 불편한 증상의 정확한 원인을 찾아 해결해야 한다. 임의로 콘택트렌즈 도수를 바꾸는 행동은 절대 하지 말아야 한다.

## • 눈에 좋은 음식

눈에 좋은 음식을 많이 섭취하면 눈이 좋아지거나 나빠지지 않을 수도 있다고 생각하는 사람들이 의외로 많다. 이런 질문을 많이 받는다.
"아이의 시력이 나빠지지 않으려면 어떤 것을 먹어야 하나요?"
"아이의 시력이 좋아지는 음식은 없나요?"
이런 질문을 받으면 필자는 "없습니다. 영양분을 골고루 섭취하시면 됩니다"라고 답변한다. 먹어서 시력이 좋아지거나 눈에 영향을 줄 만큼 절대적인 음식이나 영양제는 없다. 하지만 눈 건강에 도움이 되는 음식은 존재한다.

### - 블랙 푸드

블랙 푸드가 눈에 좋다는 이야기는 한 번쯤 들어 보았을 것이다. 블랙 푸드에는 가지, 포도, 블루베리, 아사이베리, 적양배추 등이 있다. 포도와 블루베리, 아사이베리의 안토시아닌이라는 색소는 망막에 도움을 줄 수 있는 성분으로 눈에 쌓인 피로를 해소하고, 활력을 유지하는 데 도움을 줄 수 있다.

블랙 푸드에 속하는 음식들은 대부분 비타민A와 비타민C도 풍부해서 활성산소를 잡는 천연 항산화제라고 불리기도 한다. 특히 아사이베리는 항산화 물질이 풍부해 눈에 좋은 영향을 줄 수 있다. 연구를 통해 좋은 영향을 주는 것은 확인되었지만 어느 정도 영향을 주는지 구체적인 수치로 표현하기는 어렵다.

- 뿌리채소

뿌리채소 역시 눈에 좋은 영향을 줄 수 있다. 대표적인 뿌리채소로는 인삼과 홍삼, 양파 등이 있다. 눈 속의 노폐물들을 배출하는 데 도움을 줄 수 있다. 눈은 시간이 지남에 따라 눈의 구조와 기능에 변화가 나타나고, 각종 노폐물이 눈에 쌓인다. 이렇게 쌓인 노폐물들이 원활하게 배출되어야 하는데 인삼이나 홍삼의 진세노사이드라는 성분이 혈관 속의 노폐물을 씻어 주는 물질로 알려져 있다. 하지만 진세노사이드라는 성분은 체내 흡수율이 낮은 것으로 알려져 있기 때문에 효과를 보기 위해서는 꾸준한 섭취가 필요하다. 양파 껍질에는 폴리페놀, 폴라보노이드 같은 항산화 물질이 함유되어 있다.

- 녹색 채소

봄나물이나 시금치, 브로콜리 등에는 비타민A가 많이 들어 있다. 여기에는 비타민A와 더불어 루테인도 포함되어 있는데 루테인은 망막과 황반 건강에 도움을 줄 수 있다. 루테인에 대한 자세한 이야기는 뒷부분에 다시 다루도록 하겠다. 녹색 채소는 아니지만, 당근도 눈에 좋다고 많이 알려져 있다. 당근에는 루테인과 제아잔틴이 풍부하고, 비타민A도 풍부하다.

- 기타 음식

달걀노른자는 루테인과 콜린이라는 항산화 성분이 함유되어 있어 망막의 퇴화를 지연시키고, 망막질환의 증상을 개선하는 데 도움을 줄 수 있다. 토마토에도 비타민A가 풍부하다. 비타민A는 눈의 점막 세포 분화에도 필요하며 야맹증이나 건조증을 완화하는 데 도움을 줄 수 있다.

이외에도 여러 비타민과 영양 성분이 눈에 골고루 필요하다. 눈에 좋다는 음식 한 가지를 많이 먹는다고 해서 도움이 되는 것은 아니다. 특정 음식보다는 영양 성분을 골고루 섭취하는 것이 중요하다.

- **영양제 복용 필요할까?**

"영양제를 먹으면 시력이 좋아질 수 있나요?"라는 질문도 많이 받는 질문 중 하나이다. 그리고 "눈에 좋은 영양제는 어떤 것을 먹어야 하나요?"라는 질문도 많이 받는다. 시력이 나빠지지 않거나 시력이 좋아질 수 있는 영양제는 없다. 간혹 황반변성 등의 질병을 갖고 있거나 눈 건강 상태가 좋지 않을 때 영양제를 복용하면 치료되는 것으로 생각하는 사람들이 있다. 이것은 잘못된 생각이다. 안질환을 갖고 있거나 눈 건강 상태가 좋지 못한 상황일 때 안과에서 영양제를 권하는 경우가 종종 있다. 이것은 치료 목적이 아니다. 진행 속도를 조금이라도 늦추는 데 도움을 받기 위함이다. 말 그대로 도움이 되지 않을 수도 있지만 조금이라도 도움을 줄 가능성이 있기 때문에 영양제를 권유하는 것이다. 영양제를 먹으면 치료가 되는 것으로 착각해 '영양제를 꾸준히 먹는데 왜 나아지지 않나요?'라고 말씀하시는 분들이 종종 있다. 영양제는 말 그대로 영양을 공급하기 위해 복용하는 것이고 눈 건강에 도움을 줄 수 있는 부수적인 역할을 하는 것이다. 그렇다면 눈 건강에 간접적으로 도움을 줄 수 있는 영양제는 어떤 것들이 있을까?

- 루테인

루테인은 방송에서도 많이 소개되고 있으며, 홈쇼핑 등에서 많이 판매되고 있다. 루테인이란 카로티노이드(자연계에 존재하는 천연색소)의 한 종류로 항산화 작용을 하는 물질이며, 망막 산화 방지와 황반변성증을 예방하고 개선하는 데 도움을 줄 수 있다. 그런데 간혹 홈쇼핑이나, 텔레비전 광고에서 루테인을 복용하면 눈에 관련된 질병이 발생하지 않거나, 건조증이 치료되고, 노안이 오지 않는 것처럼 과대광고를 하고 있다. 앞서 말한 바와 같이 예방과 개선에 도움을 줄 수 있는 것이지, 루테인을 꾸준히 복용했다고 해서 질병이 발생하지 않는 것은 아니다. 또한 루테인을 장기간 복용한다고 해서 노안 발생 시기를 늦출 수 있는 것도 아니다. 물론 여러 연구 결과에서 루테인을 복용한 그룹이 복용하지 않은 그룹보다 질병 발생률이 낮기는 하지만, 루테인의 영향을 정확히 계량화하기 어렵고, 루테인을 복용한다고 해서 무조건 예방된다고 볼 수 없다. 일부 연구에서는 합성루테인을 장기간 복용했을 때 부작용 발생 위험이 있음을 경고하고 있다.

루테인을 섭취할 때 주의해야 할 점이 있다. 루테인을 섭취할 때 아연이나 셀레늄(항산화 작용을 하는 미네랄) 등과 함께 섭취해야 흡수에 도움이 된다. 따라서 영양제를 선택할 때에는 루테인과 어떤 성분들이 함유되어 있는지 꼼꼼히 따져 보고 결정해야 한다. 시금치와 케일 등의 녹황색 채소도 루테인이 풍부한 음식이다.

### – 아스타크산틴

루테인은 망막과 황반 건강에 도움을 줄 수 있지만, 눈을 움직이는 근육에 영향을 주지 못한다. 눈은 여러 근육에 의해 움직이며, 수정체의 두께를 조절해 가까운 곳에 초점을 맞춘다. 그렇다면 근육에 좋은 영향을 줄 수 있는 영양제는 무엇이 있을까? 근육에 영향을 줄 수 있는 영양제는 아스타크산틴 성분의 영양제이다. 아스타크산틴도 루테인과 같은 카로티노이드의 한 종류로 항산화 작용을 하는 물질이다.

아스타크산틴은 비타민E의 백 배 정도 항산화력이 있으며, 근육 건강에 도움이 되는 성분을 포함하고 있어 근육에 쌓인 피로를 푸는 데 도움을 준다. 아스타크산틴 역시 음식으로 섭취가 가능하다. 게, 연어, 새우 등 붉은색을 띠는 해산물에 풍부하게 들어 있다.

  영양제로 복용 가능한 성분들도 음식으로 충분한 섭취가 가능하다. 신선한 제철 음식을 골고루 섭취한다면 특별히 영양제를 복용하지 않더라도 눈 건강에 도움을 줄 수 있는 영양성분들을 골고루 섭취할 수 있다. 만약 영양제 섭취를 고려한다면 루테인, 아스타크산틴의 주성분 이외에도 부가적인 성분에는 어떤 것들이 함유되어 있는지 꼼꼼히 확인해야 한다.